DES

HÉMORRHAGIES

PUERPÉRALES SECONDAIRES

PAR

C.- L. PÉLAPRAT

Docteur en médecine de la Faculté de Paris.

～～～

PARIS

A. PARENT, IMPRIMEUR DE LA FACULTÉ DE MÉDECINE

A. DAVY, successeur

31, RUE MONSIEUR-LE-PRINCE, 31

——

1882

DES

HÉMORRHAGIES

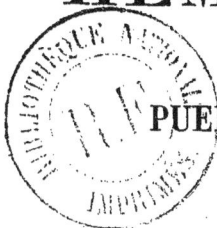

PUERPÉRALES SECONDAIRES

PAR

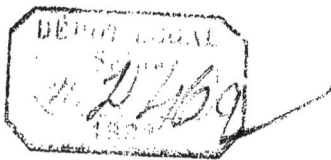

C.- L. PÉLAPRAT

Docteur en médecine de la Faculté de Paris.

PARIS

A. PARENT, IMPRIMEUR DE LA FACULTÉ DE MÉDECINE

A. DAVY, successeur

31, RUE MONSIEUR-LE-PRINCE, 31

1882

A LA MEMOIRE DE MON PERE ET DE MA MERE

DES HÉMORRHAGIES PUERPÉRALES SECONDAIRES

INTRODUCTION.

Les hémorrhagies secondaires des femmes accouchées nous paraissent offrir un sujet d'étude intéressant.

On se ferait de cette complication une idée incomplète, si l'on se contentait de lire les chapitres forcément abrégés qui lui sont consacrés dans nos traités d'accouchement. Ce n'est pas à dire qu'ils ne mentionnent des observations nombreuses et pleines d'intérêt. Mais tous ces faits se trouvent dispersés dans les ouvrages, spéciaux, il est vrai, mais qui confondent toutes les hémorrhagies, qu'elles précèdent, accompagnent ou suivent l'accouchement. Quelques travaux d'ensemble sur les hémorrhagies secondaires ont paru à l'étranger depuis quelques années; ils ne nous ont pas pourtant fait oublier tout ce qui a été écrit par nos grands accoucheurs français. Nous aurons souvent l'occasion de citer les noms de Leroux, Mme Lachapelle, Baudelocque, P. Dubois, à côté des travaux plus récents de Mac–Clintock, Bassett, Barnes, Winckel. Nous avons également profité des matériaux puisés à ces diverses sources.

Nous avons utilisé aussi les quelques observations rapportées dans les publications périodiques françaises et étrangères, et dans les thèses soutenues, ces dernières années, à la Faculté de Paris.

De notre côté, nous avons pu recueillir quelques faits intéressants dans le service d'accouchements de notre éminent maître, M. le professeur Depaul, à la Clinique, et à la maternité de l'hôpital Cochin, sous la direction de M. Marchand.

Sur les registres d'accouchement de la maternité de Cochin, qui ont été gracieusement mis à notre disposition, nous avons relevé toutes les observations qui avaient pour nous un intérêt spécial. Elles sont en assez grand nombre pour que nous puissions espérer avoir fait un travail quelquefois personnel et toujours utile.

Littré et Robin définissent ainsi l'hémorrhagie secondaire:

« L'hémorrhagie, survenant après des blessures ou des opérations, non immédiatement, mais quand, si les parties guérissaient naturellement, la perte n'aurait pas lieu. »

Appliquant cette définition à notre sujet, nous donnerons le nom d'hémorrhagie puerpérale secondaire à tout écoulement de sang, anormal par sa quantité et par l'époque de son apparition, survenant pendant les suites de couches.

Nous préférons, comme plus clair et plus large, le terme d'hémorrhagies puerpérales secondaires à ceux d'hémorrhagies consécutives, d'hémorrhagies post-puerpérales, d'hémorrhagies tardives ou éloignées. Sans discuter l'opinion des auteurs, qui ne considèrent comme hémorrhagies secondaires que celles qui apparaissent après le premier septénaire (Winckel)(1), nous admettons avec M. Courty (2),

(1) Winckel. Die pathologie und therapie des Wochenbetts, p. 109.
(2) Courty. Dictionn. encycl. des sc. méd. Art. Couches. T. XXI, p. 449.

qu'on peut observer de véritables hémorrhagies secondaires dès le deuxième jour. Au delà de cette limite, elles peuvent se produire à un moment quelconque jusqu'au vingtième et même au quarantième jour; car une métrorrhagie survenant au moment du retour de couches peut encore rentrer dans le cadre des hémorrhagies puerpérales secondaires : elle dépend des mêmes causes et dérive comme elle des changements apportés par la parturition dans la structure de l'utérus.

Nous étudierons non seulement les pertes ayant leur source dans l'utérus lui-même, mais celles aussi provenant de tous les points du conduit vagino-vulvaire. Elles sont toutes, en effet, consécutives à la même fonction, l'accouchement; elles dépendent de causes analogues; elles ont leur source dans des lésions souvent tellement semblables qu'il ne nous a pas paru légitime de les séparer.

Nous ferons précéder cette étude de quelques considérations sur les modifications apportées par la grossesse et l'accouchement à l'organisme maternel, et à l'utérus en particulier. Puis nous étudierons l'hémorrhagie puerpérale secondaire dans ses causes, ses symptômes, son diagnostic, son pronostic et son traitement.

Nous donnerons quelques développements au chapitre de l'étiologie, et, à propos du traitement, nous nous étendrons un peu sur les conquêtes faites par la thérapeutique dans ces dernières années.

MODIFICATIONS DE L'ORGANISME MATERNEL

Elles portent principalement sur l'appareil génital et sur l'utérus en particulier. Elles en transforment à tel point le volume, la forme, la direction, les rapports et la structure, que l'aspect et les propriétés de la matrice diffèrent complètement à l'état de vacuité et vers la fin de la grossesse. L'augmentation de volume du corps de l'utérus tient, non-seulement à sa dilatation proportionnelle au développement de l'œuf, mais encore à l'hypertrophie qu'il subit dans son ensemble et ses parties constituantes. Toutes ses parties, tuniques, vaisseaux et nerfs, s'accroissent dans des proportions considérables ; leurs éléments histologiques augmentent en nombre et en volume.

La *tunique externe* ou *séreuse* participe au développement général de l'utérus. Cette ampliation ne dépend pas uniquement d'une sorte de dédoublement ou de glissement des deux feuillets des ligaments larges. L'adhérence intime de la tunique péritonéale au tissu propre de l'utérus, au niveau des faces et du fond de l'organe, ne permettrait pas ce déplissement. L'extension se fait surtout par l'adjonction d'éléments nouveaux dans le tissu de la séreuse.

Mais l'utérus, à l'état d'activité, est surtout un organe musculaire ; aussi le travail général d'hypertrophie n'est nulle part aussi marqué que dans sa tunique musculaire. A l'état de vacuité et de repos de l'organe, les fibres mus-

culaires lisses qui le composent sont dans un état rudi-
mentaire et imparfait ; à cause de leurs petites dimensions
et de leur coloration grisâtre, elles forment des faisceaux
fort difficiles à distinguer à l'œil nu de la trame cellulaire
environnante (Robin). Dans l'utérus gravide, au contraire,
on trouve des fibres ayant atteint jusqu'à onze fois leur
longueur, et depuis deux jusqu'à cinq fois leur largeur
primitive ; leur nombre s'est accru.

« Deux phénomènes, en effet, concourent à produire
l'augmentation de volume de la tunique musculaire, d'où
dépend principalement le développement de l'utérus :
l'accroissement de volume des éléments musculeux déjà
existants et la formation de toutes pièces d'éléments musculeux nouveaux, à côté des anciens. » (Kölliker.)

La structure de la tunique musculaire de l'utérus, véri-
tablement inextricable à l'état de vacuité de l'organe, a pu
être étudiée, grâce à ce travail d'hypertrophie déterminé
par la grossesse. Et cette étude offre encore assez de diffi-
cultés pour que, depuis Vésale jusqu'à nous, bien des
descriptions différentes aient été faites de la structure musculaire de l'utérus. La lumière paraît s'être faite à partir
des travaux de Mme Boivin, de Deville, et depuis le mémoire d'Hélie, de Nantes.

On s'accorde à décrire dans la tunique musculaires de
l'utérus trois couches superposées au niveau du corps,
deux seulement dans le col. Cette division, commode et
même nécessaire pour la description, n'est pas aussi tran-
chée dans la réalité : sur une foule de points, ces plans se
continuent entre eux de la manière la plus intime par
échange réciproque de faisceaux et de fibres (Sappey).

1º *Couche musculaire externe.* — Sa partie la plus superficielle, immédiatement au-dessous du péritoine, est formée d'un faisceau longitudinal médian courbé en anse sur le fond de l'utérus (faisceau ansiforme), et descendant en arrière et en avant jusqu'à l'union du corps et du col. Les fibres qui le composent s'infléchissent à angle droit, et s'en détachent à tous les points de son trajet, pour se porter transversalement en dehors et se perdre dans les annexes de l'utérus, ligaments larges, ligaments ronds, trompes et ovaires.

La plus grande partie de ce plan musculaire externe est formé de fibres transversales, s'entrecroisant fréquemment entre elles, surtout au niveau de la ligne médiane et des bords de l'organe. Cette disposition est surtout remarquable sur les bords de l'utérus, où les faisceaux s'écartent, s'entrecroisent entre eux et même avec ceux des autres couches musculaires, de manière à former des anneaux contractiles qui livrent passage aux vaisseaux sanguins, fait dont nous ferons tout à l'heure ressortir l'importance.

2º *Couche musculaire moyenne.* — C'est la plus importante par son épaisseur ; elle représente la moitié de la tunique musculaire. Elle est toujours plus épaisse au niveau de l'insertion placentaire, où elle empiète sur la couche interne. La ligne de démarcation entre elle et les couches interne et externe n'est pas toujours bien précise. Cette couche musculaire moyenne est criblée d'orifices vasculaires ; ce qui lui a valu le nom de *couche vasculaire.* Les faisceaux qui la composent n'ont aucune direction bien déterminée; mais ils se comportent d'une manière fort remarquable à l'égard des vaisseaux, surtout veineux, qui la sillonnent. Chaque veine est entourée d'anneaux formés, soit par l'écartement et l'entrecroisement de deux faisceaux opposés,

soit par l'incurvation en anneau complet d'un même faisceau, soit encore par l'enroulement en spirale de certains
faisceaux. Chaque veine utérine parcourt ainsi un canal
formé par l'accollement d'une série de ces anneaux ; et lorsque plusieurs veines sont contenues dans un même canal,
chacune d'elles est entourée d'un anneau spécial secondaire.
Ces canaux musculaires sont surtout marqués au niveau
du point d'implantation du placenta, où les vaisseaux sont
plus nombreux, et au niveau des bords de l'utérus, où les
faisceaux de la couche externe offrent la même disposition
que ceux de la couche moyenne. Hélie a le premier insisté
sur la présence autour des vaisseaux d'une série d'anneaux
contractiles. Il en résulte qu'au moment de la contraction
utérine, chaque vaisseau est entouré d'un anneau constric-
teur. L'écoulement sanguin est suspendu, non seulement
par l'aplatissement du calibre du vaisseau, mais surtout
par cette stricture, qui l'enserre comme une ligature vivante, suivant l'heureuse expression de M. Pinard.

Le plan musculaire moyen joue donc pour nous un rôle
capital, en ce que sa fonction est surtout d'empêcher et de
suspendre tout écoulement de sang qui pourrait se faire à
la surface interne de l'utérus, par les vaisseaux utérins di-
visés.

Les connexions des éléments musculaires diffèrent un
peu, pour les veines et pour les artères. Les veines, rédui-
tes à leur tunique interne, adhèrent intimement aux fibres
musculaires. Les artères, au contraire, sont isolées des anneaux par une mince gaîne celluleuse, qui leur donne une
certaine indépendance, et permet leurs mouvements de rétractilité. Cette disposition est importante, pour expliquer
l'arrêt des hémorrhagies artérielles.

3° *Couche musculaire interne*. — Sur chacune des parois, antérieure et postérieure, de la face interne de l'utérus, se voit un faisceau de fibres longitudinales, de forme triangulaire. L'angle inférieur correspond à l'orifice interne du col : les angles supérieurs, aigus, vont se perdre dans la trompe correspondante.

Mais la plus grande partie du plan musculaire interne est formée de fibres transversales, entrecroisées fréquemment entre elles. Une série de faisceaux forme un anneau musculaire important au niveau de l'orifice interne du col. Deux autres groupes forment des anneaux concentriques, autour de l'orifice des trompes. C'est à la contraction de ces trois anneaux musculaires qu'on a fait jouer un rôle important, dans les cas de rétention du placenta et des membranes, dont nous parlerons plus tard, comme cause d'hémorrhagies secondaires.

Dans toute l'étendue du *col de l'utérus*, la couche musculaire moyenne fait défaut. Les fibres musculaires des deux plans interne et externe subissent une hypertrophie peu marquée. Leurs faisceaux s'écartent pour livrer passage aux vaisseaux, et s'entrecroisent sur les bords de la cavité cervicale. La plupart des faisceaux musculaires du col sont annulaires, ou légèrement obliques ; quelques-uns seulement forment des arcades au niveau de l'arbre de vie. Le museau de tanche est formé presque exclusivement de fibres de la couche interne, à direction circulaire.

VAISSEAUX DE L'UTÉRUS. — Les artères et les veines de l'utérus gravide participent à l'hypertrophie générale de l'organe. Les vaisseaux existants s'accroissent d'une manière très marquée et un grand nombre de vaisseaux nouveaux apparaissent. Cette augmentation de nombre et de volume est surtout accentuée au niveau de l'insertion du placenta.

1° *Artères.* — Les artères, utéro-ovariennes, utérines, qui abordent l'utérus par ses parties latérales, augmentent de volume et de longueur, sans cependant perdre la disposition flexueuse qui leur est propre. Elles sont séparées du tissu musculaire qui les environne, par une mince gaîne celluleuse.

Les capillaires sont plus perméables aux injections ; ils s'élargissent donc pendant la grossesse (Jacquemier).

2° *Veines.* — Le nombre et le volume des troncs veineux qui accompagnent les artères a beaucoup augmenté. L'ensemble des sinus situés dans l'épaisseur de la couche moyenne forme un réseau dont plusieurs divisions ont la grosseur du petit doigt. Ces sinus veineux sont réduits à leur membrane interne adhérente au tissu musculaire.

De plus, les veines utérines paraissent toutes dépourvues de valvules. On voit donc avec quelle facilité le sang pourrait affluer de toutes parts vers la surface interne de l'utérus, si une voie lui était ouverte, et si la contraction musculaire n'agissait pas pour comprimer la paroi de ces vaisseaux.

MUQUEUSE DE L'UTÉRUS. — Les modifications de la muqueuse utérine, sous l'influence de la grossesse, sont très différentes pour le corps de l'utérus et pour le col. Il faut encore distinguer dans la muqueuse du corps de l'organe, la partie qui correspond à la surface d'insertion du placenta, et qui forme la *muqueuse utéro-placentaire ou séro-tine*, et celle qui tapisse le reste de la surface interne de l'utérus, destinée à être expulsée, et pour cela nommée *caduque utérine.*

Nos connaissances sur l'état de la muqueuse utérine, pendant la grossesse, datent des travaux de Coste, en 1842, et du mémoire de Ch. Robin (1), en 1848.

L'évolution des éléments de la *caduque utérine* comprend deux phases : la première d'hypertrophie, la seconde d'atrophie. Pendant les deux premiers mois, cette muqueuse est épaisse, très vasculaire, couverte de plis nombreux, criblée à sa surface interne de petits pertuis qui sont les orifices des glandes utérines. Les tubes glandulaires augmentent de diamètre et de longueur ; les capillaires qui les entourent sont plus apparents. Tous les autres éléments de la muqueuse, fibres lamineuses, noyaux, embryoplastiques, corps fusiformes, matière amorphe, augmentent également de volume. L'épithélium vibratile est de bonne heure remplacé par un épithélium pavimenteux. Au troisième mois, la caduque utérine entre en contact avec la caduque ovulaire, pour se souder à elle, un mois plus tard.

Dès lors, au premier travail d'hypertrophie succède un travail d'atrophie. L'épithélium modifié disparaît peu à peu ; à la fin de la grossesse, il manquerait en presque tous les les points, d'après Robin, dans tous, d'après Kolliker. Toutes les parties constituantes de la muqueuse, les glandes, les vaisseaux, s'atrophient et s'oblitèrent.

Cette membrane s'est amincie au point de n'avoir plus

(1) Arch. gén. de médecine, 1848.

qu'un millimètre d'épaisseur au septième mois, et moins encore au terme de la grossesse.

En même temps, elle perd ses adhérences avec les tissus sous-jacents. D'après Robin, il se développerait entre cette caduque utérine et la tunique musculaire, une membrane de nouvelle formation, d'abord très mince et d'apparence glutineuse. Ce serait la première trace d'une nouvelle muqueuse, que l'on verrait poindre dès le quatrième mois ; elle s'épaissirait peu à peu jusqu'au terme de la grossesse, et serait destinée à remplacer celle qui tombera sous le nom de caduque. Nous verrons plus loin en quoi cette opinion diffère de celle des auteurs plus récents,

La *muqueuse utéro-placentaire* ou *sérotine* ne présente d'abord aucune différence de structure avec la caduque utérine, et s'hypertrophie comme elle ; ses vaisseaux augmentent de volume et se mettent en rapport avec les villosités choriales correspondantes. Mais à partir du troisième mois ce travail d'hypertrophie continue, à l'inverse de l'atrophie qui envahit le caduque utérine. Au terme de la grossesse, cette partie, en rapport avec les villosités choriales hypertrophiées qui ont formé le placenta, est presque exclusivement composée d'éléments cellulaires, et recouverte sur sa face fœtale par un revêtement épithélial qui sera expulsé avec le placenta. Elle est creusée de vastes espaces ou lacunes dus, d'après Robin, à la dilatation des capillaires préexistants, et d'après Kölliker, à la fusion en une seule cavité de plusieurs capillaires voisins. L'ensemble de ces espaces sanguins, ou lacunes, remplis de sang maternel, forme autour des villosités un véritable *lac sanguin* (Robin). Les artères s'ouvrent dans ces espaces par des pertuis capillaires, et communiquent ainsi avec les larges sinus veineux creusés dans l'épaisseur de la muqueuse, et, par leur intermédiaire, avec les sinus de la tunique musculaire sous-jacente. Sur tout le pourtour de la muqueuse utéro-placentaire, les dilatations vasculaires forment un vaisseau appelé *sinus circulaire.*

La muqueuse du col de l'utérus est épaissie, grisâtre; mais elle conserve la structure qu'elle avait avant la grossesse. Elle n'est pas destinée comme celle du corps à devenir *caduque*, et elle ne subit pas les mêmes modifications.

MODIFICATIONS DES ORGANES GÉNITAUX

PENDANT LES SUITES DE COUCHES.

L'accouchement met un terme au travail d'hypertrophie et de suractivité circulatoire et nutritive que la grossesse avait déterminé dans les organes génitaux de la femme. « Les suites de couches sont caractérisées par un processus régressif qui a pour résultat de ramener les organes à leur état primitif, ou du moins à un état voisin. « (Tarnier et Chantreuil.)

1° *Utérus.* — Le retour progressif de l'utérus aux conditions de forme, de dimensions et de structure qu'il possédait avant la gestation, a été désigné sous le nom d'*involution* ou de *régression utérine.*

D'après le professeur Depaul (1), le premier jour, le fond de l'utérus est généralement à un travers de doigt au-dessus de l'ombilic ; le deuxième jour, il est au niveau de l'ombilic; le troisième jour, un peu au-dessous; le qua-

(1) Depaul. Leçons de clinique obstétricale, p. 760.

trième jour, il varie peu ; le cinquième et le sixième jour, il est à deux travers de doigt au-dessous de l'ombilic ; les septième, huitième et neuvième jour, à trois ou quatre travers de doigt au-dessus du pubis ; les dixième, onzième et douzième jour, au niveau ou un peu au-dessus du pubis.

Cette manière d'apprécier le retrait de l'utérus, suffisante dans la clinique, ne donne que des résultats approximatifs. Cette progression varie d'une femme à l'autre, et de plus, chez la même femme, plusieurs causes peuvent modifier momentanément la situation de l'utérus, notamment l'état de la vessie et du rectum.

Le Dr Wieland (1) a étudié ce retrait de l'utérus, en prenant comme point de repère, non un point variable comme l'ombilic, mais la symphyse du pubis, et en se servant de mensurations précises. Il résulte de son travail, qu'après la délivrance, l'utérus ne mesure plus que 11 à 12 centimètres verticalement, et 9 à 10 transversalement. Jusqu'au quatrième jour, les modifications sont légères ; l'utérus mesure alors de 6 à 7 centimètres au-dessus du pubis ; mais à partir de ce moment, il diminue progressivement de un demi à 1 centimètre par jour. De telle sorte que c'est du dixième au douzième jour en général, qu'il disparaît derrière la symphyse.

Le Dr Autefage (2) a fait des recherches, avec toute la précision scientifique désirable, en mesurant l'utérus lui-même, pendant les douze jours qui suivent l'accouchement, à l'aide du métro-pelvimètre du professeur Depaul, l'une des branches étant placée sur le fond de l'utérus à travers la paroi abdominale, l'autre introduite dans le va-

(1) Wieland. Thèse de Paris, 1858.
(2) Autefage. Thèse de Paris, 1869.
Pélaprat. 2

gin et appliquée sur le col. Ses résultats concordent avec ceux de Charpentier, qui se trouvent en note dans sa traduction du traité d'accouchements de Karl Schröder.

Il faut deux mois à l'utérus pour revenir à des dimensions à peu près normales. Cette diminution de volume est due non seulement à la rétractilité utérine, mais surtout à la résorption du tissu musculaire de nouvelle formation.

D'après Retzius, Heschl, Kölliker, les fibres musculaires subiraient une dégénérescence graisseuse si complète, qu'il ne resterait plus rien du vieil utérus, au moins en tant que tissu musculaire. La formation nouvelle de substance utérine débuterait vers la quatrième semaine, marcherait de l'extérieur à l'intérieur, et serait parfois complète au bout de deux mois.

Robin nie cette rénovation si complète, dont on ne conçoit d'ailleurs pas bien la nécessité physiologique (Joulin) (1), et décrit un travail, justement l'inverse de celui qui est produit par la grossesse : atrophie et diminution de volume d'une partie des éléments musculaires, disparition des éléments inutiles, mais sans que les uns ni les autres passent par la phase graisseuse.

2° *Col de l'utérus.* — L'étude de l'état du col après l'accouchement, et des modifications qu'il subit pendant les suites de couches, a été faite par Stoltz (2), Négrier (3), Wieland (4), puis par Hecker (5), E. Martin (6), Lott (7).

(1) Joulin. Traité d'accouchement, p. 604.
(2) Stoltz. Th. de Strasbourg, 1826.
(3) Négrier. Recherches sur le col de l'utérus, 1846.
(4) Wieland. Loc. cit.
(5) Hecker. Klinik der Geburstkunde, 1861-64.
(6) E. Martin. Die neigungen der Gebärmutter, 1870,
(7) Lott. Cervix uteri ...., 1872.

Après l'accouchement, le col utérin déformé, distendu, flasque, se continue largement avec la cavité de l'utérus. Sa hauteur serait de 7 centimètres (Lott). Peu à peu sa longueur diminue, sa consistance augmente, ses orifices se renferment; au bout de douze jours, il n'a plus qu'une longueur de 3 centimètres, et son orifice supérieur est presque fermé. On trouve ordinairement au niveau de ses bords une ou plusieurs déchirures, plus ou moins étendues, dont la cicatrisation est en général facile et rapide. Elle peut être entravée par des affections générales ou locales; et nous croyons que ces plaies doivent être une source fréquente d'hémorrhagies secondaires. D'autant plus que la muqueuse du col, boursouflée, congestionnée, saignante au moindre contact, est le siège d'une exfoliation superficielle.

Dix à douze jours seraient nécessaires pour ramener le col à son état normal (Wieland).

3° *Conduit vagino-vulvaire.* — Le vagin, la vulve et le périnée, énormément distendus vers la fin du travail, conservent des traces de contusions et de déchirures, plus prononcées chez les primipares que chez les multipares. Ces lésions sont ordinairement superficielles dans le vagin; mais au niveau de la vulve et du périnée, elles peuvent offrir tous les degrés, depuis des érosions presque imperceptibles, jusqu'à ces larges déchirures, intéressant tout le périnée jusqu'à l'anus. Ces lésions peuvent ne pas être observées de suite après l'accouchement, mais se montrer au bout de quelques jours, alors que les parties contuses se sont mortifiées et détachées. La chute des eschares amène alors parfois des hémorrhagies qui méritent bien réellement le nom de secondaires, dans le sens attribué à ce mot par les chirurgiens. Elles peuvent acquérir une certaine gravité de la richesse vasculaire de la région.

On remarque assez souvent dans ces parties des thrombus, formés, soit par du sang collecté dans des cavités plus ou moins étendues, soit par du liquide sanguin infiltré dans les tissus comme dans les mailles d'une éponge (Virchow). Les parois de ces tumeurs peuvent se rompre à diverses époques des suites de couches, et amener des hémorrhagies plus ou moins abondantes.

Etude de la surface interne de l'utérus après l'accouchement.

Cette étude a été faite avec beaucoup de soin par Colin (1), puis par Robin (2); et enfin dans ces dernières années, elle a provoqué des recherches microscopiques, soigneusement poursuivies, de la part de Friedländer (3), Léopold (4), de Sinety (5).

Si l'on a l'occasion d'examiner la surface interne de l'utérus peu de temps après l'expulsion du délivre, on y observe deux parties d'aspect très différent : l'une, très étendue qui était pendant la grossesse en rapport avec la caduque ; l'autre, moins large en surface, sur laquelle s'insérait le placenta. Nous les étudierons successivement.

(1) Colin. Etude à l'œil nu de la surface interne de l'utérus après l'accouchement. Th. Paris, 1847.

(2) Ch. Robin. Mém. sur les mod. de la muqueuse utérine pendant et après la grossesse. — Mém. de l'Acad. de médecine, 1861, t. XXV.

(3) Friedländer. Phys. anat. unters über den uterus.

(4) Léopold. Archiv. für gynœc., 1876.

(5) De Sinety. Soc. de biologie, 22 juillet 1876. Arch. de tocologie, 1876, p. 719.

1° *Surface extra-placentaire.*— Après avoir enlevé par le lavage la couche de sang coagulé qui la recouvre, on voit une surface rougeâtre, inégale, offrant par points de petites plaques jaunâtres qui ne sont autre chose qu'une partie du tissu de la caduque restée fixée aux tissus sous-jacents. Il s'en détache de petits lambeaux filamenteux libres par une extrémité, et longs de un à cinq millimètres. A la limite inférieure de la cavité utérine, on voit s'arrêter, par un bord saillant et déchiqueté, l'ancienne muqueuse du col de l'utérus qui n'a pas participé à la formation de la caduque et est restée adhérente à la couche musculaire.

Par le grattage avec le dos de la lame du scalpel, on enlève une couche épaisse de un à deux millimètres, et d'autant plus épaisse qu'on se rapproche d'avantage du milieu et du fond de l'organe. Cette couche est d'un gris rougeâtre, friable ; elle se déchire très facilement et s'écrase sous le doigt ; elle est très vasculaire. Au-dessous, on trouve le tissu musculaire de l'utérus, avec ses caractères très nets.

La couche musculaire de l'utérus n'est donc pas à nu, après la délivrance, comme le croyaient Dance, Chomel, Cruveilhier. La membrane pulpeuse et molle qui la revêt serait, pour M. Robin, la muqueuse nouvelle qui, dès le quatrième mois de la grossesse, commencerait à se développer entre la caduque utérine et la couche musculaire. Le travail de formation de cette nouvelle muqueuse n'est pas très avancé au moment de l'accouchement. Vers le neuvième jour apparaissent les premières cellules épithéliales par îlots séparés qui s'accroissent lentement, finissent par se réunir, et constituer, vers le vingt-cinquième jour, une couche non interrompue à la surface interne de l'utérus. En même temps apparaissent les glandes avec leurs caractères propres. La muqueuse reprend son aspect normal, vers le trentième jour ; mais ce n'est guère qu'au bout de deux mois qu'elle a repris sa consistance habituelle, et qu'elle se continue sans ligne de démarcation avec celle du col (Robin).

Pour Coste et Colin, la mince lame de substance molle qui tapisse la cavité utérine, au lieu d'être constituée par une muqueuse de nouvelle formation, ne serait autre chose que la couche profonde de la muqueuse utérine ancienne qui se dédoublerait au moment de l'accouchement, et dont la couche superficielle seulement, serait expulsée avec le placenta et les membranes. C'est cette théorie que confirment les recherches microscopiques récentes de Friedländer, Léopold, de Sinety.

Pour ces auteurs, la muqueuse utérine se partagerait pendant la grossesse en deux couches, une superficielle, celluleuse (Friedländer), une profonde, comprenant les culs-de-sacs glandulaires immédiatement appliqués sur la tunique musculaire. La séparation se ferait au moment de la délivrance entre ces deux couches. La portion restée adhérente comprendrait, outre les culs-de-sacs, tapissés, dans la profondeur seulement, par leur épithélium, le tissu interglandulaire, formé de cellules du tissu conjonctif, cellules rondes, et cellules fusiformes à un noyau.

Pendant les suites de couches, les parties les plus saillantes de la surface interne de l'utérus, comprenant la partie superficielle du tissu interglandulaire, et les petits lambeaux filamenteux qui s'en détachent pour flotter dans la cavité utérine, sont éliminées, et il en résulte un état plus uni de la surface.

Sous l'influence de la rétraction utérine, la surface interne de l'utérus diminue d'étendue ; la muqueuse gagne en épaisseur ce qu'elle est obligée de perdre en largeur. L'épithélium des glandes s'étend peu à peu de la profondeur à la surface, de sorte qu'à la fin de la troisième semaine, il affleure au niveau de la cavité utérine. C'est cet épithélium qui, d'après Léopold, doit former le revêtement épithélial de la muqueuse régénérée. Ce n'est que de la quatrième à la cinquième semaine que ce revêtement est complet.

Quelle que soit la théorie que l'on adopte, pour expliquer la restauration de la muqueuse utérine, celle de Robin, ou celle de Léopold, on voit cependant que, jusqu'à une époque assez éloignée de l'accouchement, les vaisseaux de la nouvelle muqueuse, qui forment un magnifique réseau dont les mailles entourent les orifices glandulaires, sont privés d'un soutien suffisant. Ils sont réduits à leur membrane à noyau, et le sang n'est retenu que par cette mince membrane propre du vaisseau (Joulin). Survienne une congestion soudaine, cette frêle barrière cède, et il se produit une hémorrhagie.

2° *Surface placentaire.* — Sur les parois de la cavité utérine, on aperçoit une plaque saillante, arrondie, mamelonnée et anfractueuse, surmontant de cinq à six millimètres le niveau environnant. Elle est couverte de sang coagulé qui pénètre dans les anfractuosités, d'où il est difficile de l'extraire. C'est là la plaie placentaire.

Le retrait de l'utérus diminue beaucoup l'étendue de cette plaque saillante ; au bout de quelques jours, elle n'a plus que les dimensions d'une pièce de cinq francs. Mais elle gagne en épaisseur ce qu'elle perd en étendue, et peut acquérir un relief de 15 à 18 millimètres.

Cette plaque est formée par la portion de muqueuse utérine restée adhérente après l'expulsion du placenta. Les

transformations subies par la muqueuse en ce point seraient les mêmes que celles décrites par Léopold pour la
muqueuse environnante ; on y trouverait un grand nombre
de culs-de-sacs glandulaires.

On aperçoit à la surface de cette plaque les orifices des
sinus déchirés par la délivrance, et dont quelques-uns
admettraient une plume de corbeau, ou même l'extrémité
du petit doigt (Jacquemier).

Ces sinus sont obturés par des caillots rougeâtres ou
décolorés qui se prolongent dans les sinus du tissu musculaire sous-jacents, et se terminent en pointe du côté de
la cavité utérine. Ce sont ces caillots qui donnent à cette
région l'épaisseur anormale qui la distingue.

Ces thrombus se forment aussitôt après la délivrance.
Ils s'organisent plus tard par l'intermédiaire de l'endothé-
lium, qui envoie dans leur intérieur des traînées de cellules, où se développent des capillaires fournis par les
vaisseaux du voisinage.

A côté de ces caillots récents, on trouve des sinus obli-
térés par des thrombus datant d'un mois et plus avant
l'accouchement. C'est le phénomène décrit par Friedländer
et Léopold sous le nom de *thrombose veineuse spontanée de
la grossesse*. Il serait déterminé, dans quelques sinus, dès
le huitième mois, par l'irruption des cellules géantes provenant de la sérotine.

Le tissu de la muqueuse se régénère au devant des caillots, les recouvre, et obture les sinus du côté de la cavité
utérine.

Le relief de cette partie s'abaisse pour se rapprocher peu
à peu du niveau ambiant. Mais ce travail est fort lent, de
sorte que les traces de l'insertion placentaire ne disparais-
sent qu'au bout d'un temps parfois fort long.

Dans certains cas, surtout à la suite d'accouchements laborieux, dans lesquels le médecin a dû intervenir, la face interne de l'utérus peut être le siège de déchirures plus ou moins profondes. Ces lésions peuvent d'abord passer inaperçues, jusqu'au jour où, sous l'influence de l'élimination des parties mortifiées ou d'un mouvement intempestif de la femme, il se produira par ces points une hémorrhagie secondaire.

Lochies. — Ces modifications dans la forme et dans la texture des organes génitaux de la femme amènent des changements dans leurs fonctions et notamment dans leurs sécrétions.

Un flot de sang accompagne la sortie du placenta et cesse bientôt. Puis il survient une perte qui se fait d'une manière lente, et qui constitue ce qu'on a appelé les *lochies.* Pendant les douze ou quinze premières heures, les lochies sont formées de sang presque pur. Dès le deuxième jour, elles sont formées d'un liquide séro-sanguinolent qui leur a valu le nom de *lochies rouges;* elles contiennent parfois des caillots noirâtres, ordinairement d'un petit volume.

Les lochies cessent le plus souvent d'être sanguinolentes vers le cinquième ou le sixième jour; puis elles sont remplacées par un liquide moins abondant, blanchâtre, un peu trouble : *lochies blanches,* lochies purulentes, ou lochies laiteuses des anciens auteurs. Souvent l'écoulement cesse ou devient insignifiant au bout de quinze jours; ordinairement il se tarit peu à peu vers la troisième ou quatrième semaine; et, de la sixième semaine au deuxième mois, les règles reparaissent. C'est ce qu'on appelle le retour de couches.

Dans les lochies du début, formées de sang à peu près

pur, Robin a trouvé des globules blancs dans la proportion de un sur cinq globules rouges. Dès le deuxième jour, apparaissent, du mucus, des débris cellulaires et épithéliaux, provenant de l'exfoliation de la muqueuse utérine; les éléments figurés du sang ont diminué des deux tiers, et les leucocytes sont en nombre presque égal à celui des globules rouges. Les lochies blanches ne contiennent presque plus de corpuscules sanguins, et ne se composent que de sérosité renfermant un plus ou moins grand nombre de globules blancs.

Les lochies ont une odeur particulièrement forte et désagréable que les anciens nommaient *gravis odor puerperii*, et Levret *lymphatico-spermatique*. La fétidité, l'aspect sale et brunâtre des lochies indiquent un défaut de soins de propreté, mais surtout le séjour prolongé de caillots, de restes de membranes ou du placenta, ou la mortification de quelque partie contuse ou déchirée des organes génitaux.

L'abondance de l'écoulement lochial est très variable. Cazeaux l'évalue d'après le nombre de serviettes salies par la femme : dix à douze pour les premières vingt-quatre heures, huit le second jour, six le troisième, quatre le cinquième, deux les jours suivants. La quantité totale, évaluée par Hippocrate à un cotyle et demi ou seize onces et demie, par Smellie, de une demi-livre à deux livres, serait, pour Gassner, de 1485 grammes pour les huit premiers jours ; soit un kilogramme pour les lochies rouges des trois premiers jours, 280 grammes du quatrième au cinquième jour, 205 grammes du sixième au huitième jour.

L'écoulement n'a pas toujours une marche uniforme. Il diminue pendant la montée du lait ou les phlegmasies graves. L'allaitement abrège la durée des lochies, et réduit leur quantité de moitié (Schröder). Existe-t-il, comme on l'a prétendu, des cas de lochies nulles? Depaul et Tarnier n'en ont jamais vu. Les lochies d'une abondance exagérée seraient dues à de la pléthore (Nœgelé), à une menstruation abondante, ou à une diathèse hémorrhagique spéciale existant chez certaines femmes.

Il arrive souvent que les lochies devenues séreuses ou purulentes redeviennent sanglantes à des époques éloignées de l'accouchement. Un écoulement coloré reparaît souvent vers le huitième ou le neuvième jour, à l'occasion des mouvements que fait la femme, qui se lève ordinairement à cette époque pour la première fois. Winckel, sur cent malades examinées à leur sortie entre le neuvième et le trente et unième jour, trouva sur vingt-deux des traces de sang. Hâtons-nous de dire que nous ne donnons pas à ce léger saignement dont la femme ne s'aperçoit même pas, le nom d'hémorrhagie.

Avant d'aborder l'étiologie des hémorrhagies puerpérales secondaires, nous pouvons nous demander par quel mécanisme est arrêtée l'hémorrhagie en quelque sorte physiologique qui accompagne le décollement du placenta, et quels sont les phénomènes complexes qui l'empêchent de se reproduire les jours suivants. Ce que nous avons déjà dit nous permettra d'être bref.

On peut faire intervenir:

1° La contraction utérine. La contraction des parois musculaires de l'utérus rapproche les parois des sinus veineux, et une rétraction même modérée les resserre avec la force d'une ligature vivante, de manière à s'opposer au cours du sang.

2° La coagulation du sang dans les vaisseaux veineux de l'utérus. Les caillots formés au niveau de la plaie placentaire contractent assez rapidement des adhérences avec les parois vasculaires, pour qu'au bout de quelques jours ils puissent, au moins pendant quelque temps, opposer une barrière suffisante à l'irruption du liquide sanguin.

3° Dans les points de la face interne de l'utérus qui n'é-taient pas en rapport avec le placenta, l'organisation de la muqueuse marche parallèlement au développement de son nouveau réseau capillaire. La paroi de ses vaisseaux est d'abord formée d'une simple couche cellulaire; mais la tension sanguine y est très faible, et dans l'état normal, cette paroi est suffisamment résistante. Ce ne sera que dans les cas où une cause quelconque viendra à conges-tionner la matrice, que les capillaires pourront céder à la pression du fluide qui les distend, leurs parois se rompre, et le sang s'échapper par les ouvertures.

ÉTIOLOGIE.

Pour donner une base suffisante à notre travail, nous avons cherché à l'asseoir sur un nombre notable de faits. A cet effet, nous avons consulté les registres d'accouche-ment de la Maternité de l'hôpital Cochin. Notre examen, comprenant une période de dix années, de 1872 à 1882, à porté sur 7,265 observations d'accouchements. Dans ce nombre les hémorrhagies secondaires pendant les suites de couches ont été notées 23 fois. Tous les cas qui ont été relevés ont eu quelque importance, et pour cette raison, ils méri-tent de fixer l'attention.

Avec deux cas que nous avons observés hors de cet hôpital, nous arrivons à un total de 25 observations. Sur ce nombre, nous ne pouvons utiliser que vingt cas, où la cause de l'hémorrhagie secondaire ait été déterminée. On peut les décomposer ainsi :

Chloro-anémie	2
Prédisposition	1
Syphilis	2
Varices de la vulve et du vagin	1
Inertie secondaire	1
Avortement	1
Version pelvienne	1
Application de forceps	3
Mouvements corporels	4
Accouchement gémellaire	1
Caillots dans l'utérus	1
Métrite	2

Pour procéder avec une certaine méthode, nous diviserons les influences étiologiques en deux groupes distincts :

A. — Les *causes générales* ou constitutionnelles, dont l'action porte sur l'organisme tout entier ;

B. — Les *causes locales*, dont l'action se localise à l'appareil génital.

A. — Causes générales.

Les auteurs en ont reconnu deux principales :

1º *L'état hydrostatique du sang ;* 2º *l'état dyscrasique du sang.*

1º *État hydrostatique du sang.* — On sait, depuis les travaux d'Andral, de Gavarret, et de Regnault, quelles sont les modifications apportées par la grossesse dans le système circulatoire de la femme. M. Peter les a résumées ainsi : pléthore par quantité, anémie par qualité. » Comme conséquences : une hypertrophie proportionnelle du cœur (Larcher) et une augmentation de la tension intra-vasculaire. Après l'accouchement, la supppression d'une partie du champ circulatoire par le fait du retrait de l'utérus, viendrait accroître encore cet excès de tension sanguine, et prédisposer aux hémorrhagies, si la perte de sang qui accompagne la délivrance et les autres sécrétions, lochies, sueurs, lait, ne produisaient une sorte de décharge.

Aussi Stotlz (1), Bouchacourt (2), ont-ils signalé, chez les femmes qui n'allaitent pas, une tendance aux hémorrhagies se manifestant à divers moments des suites de couches, ou à la première époque menstruelle, qui apparaît chez elles, à un moment où le travail de rénovation dure encore.

A côté de cette cause, viennent se ranger les maladies qui s'accompagnent d'une gêne dans le mécanisme de la circulation, et au premier rang, les *maladies du cœur.* Kiwisch (3), Nrris (4) ont vu des hémorrhagies survenir chez des femmes atteintes de lésions du cœur. M. Porak (5) a rapporté trois observations d'hémorrhagies puerpérales secondaires : deux chez des femmes atteintes d'insuffisance et de rétrécissement mitral, la dernière chez une femme portant une insuffisance mitrale et un rétrécissement aor-

---

(1) Stoltz. Dictionn. de méd. et de chir. prat. Art. Couches, t. IX, p. 674.

(2) Bouchacourt. Dictionn. encycl. des sc. méd. Art. Couches, t. XXII, p. 416.

(3) Schroder. Accouchements, p. 707.

(4) Brit. med. Journ., 1809.

(5) Porak. Grossesse et mal. du cœur. Th. de concours, 1880.

tique. Le Dr Ramsden (1) a signalé un cas d'hémorrhagie survenant le sixième jour après l'accouchement, chez une femme atteinte d'insuffisance mitrale et d'hypertrophie du cœur.

Les troubles circulatoires engendrés par une lésion pulmonaire peuvent agir de même, indépendamment des secousses mécaniques que provoque la toux. On pourrait, au même titre, faire intervenir la gêne circulatoire causée par des affections du foie, des reins, etc.

Après ces lésions permanentes, on peut citer d'autres causes de même ordre, mais passagères. Ainsi Winckel a attribué dans quelques cas l'hémorrhagie au frisson qui marque le début d'un accès fébrile. La pathogénie en est facile à expliquer : la contraction des capillaires et des petits vaisseaux de la périphérie amène une quantité anormale de sang, et par suite une tension exagérée dans les vaisseaux centraux.

L'influence de l'altitude a été démontrée par Saucerotte (2). Il a vu les femmes qui habitent les hauteurs du Jura être fort sujettes aux métrorrhagies. Il les a fait descendre avec avantage au moment de leurs couches dans la plaine, où la pression atmosphérique est augmentée.

· 2° *Etat dyscrasique du sang.* — Outre les changements que la grossesse imprime à la statique sanguine, la constitution même du sang est profondément modifiée. L'hydrémie de la grossesse ne deviendra cependant une cause active d'hémorrhagies après l'accouchement, qu'autant qu'il s'y ajoutera un état morbide général antérieur.

Dans le cas qui suit, la malade était chlorotique.

(1) The Lancet, 1878, vol. I, p. 854.
(2) Saucerotte. Mél. de chirurgie, p. 25.

OBSERVATION I.

Chloiose. — Hémorrhagies secondaires abondantes, du 22ᵉ au 28ᵉ jour.

La nommée V... (Amanda), 20 ans, domestique, entre à la Clinique d'accouchement, le 8 décembre 1881.

Elle n'a pas eu de maladie pendant son enfance, mais a été traitée comme chloro-anémique à divers reprises à partir de l'âge de seize ans. Ses règles se sont montrées pour la première fois à seize ans, et ont paru fort irrégulièrement dans la suite. Leur dernière apparition eut lieu du 20 au 21 mars 1881.

Nausées au début de la grossesse; troubles digestifs et malaises pendant les trois premiers mois.

Le bassin est normal.

Premières douleurs le 15 décembre à minuit et demi; accouchement le même jour, à dix heures et demie du soir, après vingt deux heures de travail, d'un enfant vivant, du sexe féminin, du poids de 3410 grammes, qui s'est présenté par le sommet en O. I. D. P. réduite. La délivrance s'est faite naturellement, dix minutes après.

Pas d'accidents pendant le travail, ni après la délivrance.

Les lochies restent sanguinolentes jusqu'au 8ᵉ jour sans odeur désagréable. L'accouchée se lève pour la première fois, le 15ᵉ jour. Au bout d'une demi-heure survient un léger écoulement de sang qui cesse aussitôt que la malade a regagné son lit. Repos absolu. L'état général reste satisfaisant jusqu'au 5 janvier.

Ce jour-là, le 22ᵉ après l'accouchement, la malade étant toujours couchée, il survient, sans cause appréciable, une hémorrhagie abondante. M. Ribemont, chef de clinique, fait trois injections vaginales d'eau chaude à la température de 45°, suivies d'une injection souscutanée d'ergotine. L'hémorrhagie cesse et ne se reproduit ni pendant le reste de la journée ni dans la nuit suivante.

Le lendemain, 6 janvier, l'hémorrhagie se renouvelle, quelque temps après la visite du matin. Ou fait prendre deux grammes de seigle ergoté par paquets de 0,50 centigr. dans le courant de la journée. La perte continue, mais moins abondante, et réduite à l'état de simple suintement.

Le soir, nouvelle hémorrhagie, suivie de perte de connaissance. On retire du vagin quelques caillots ; l'hémorrhagie s'arrête, mais reprend pendant la nuit et ne cède qu'à l'administration de trois paquets de 0,50 centigr. de poudre d'ergot, de dix minutes en dix minutes.

Le 7 au matin, M. le professeur Depaul retire encore quelques caillots. La quantité totale de sang perdue jusqu'à cette date est évaluée à 1.500 grammes environ. Pendant les jours suivants jusqu'au 11 janvier, 28e jour après l'accouchement, il persiste un léger écoulement sanguinolent, sans caillots.

Traitement : repos absolu dans la position horizontale ; potion de Todd, chaque jour, avec 25 gouttes de perchlorure de fer.

Le 15 janvier, la malade, qui n'avait jusque-là pris que des bouillons, des potages et du lait, put supporter des aliments solides.

Le 18, tout écoulement étant suspendu depuis quatre ou cinq jours, elle se lève pour la première fois ; mais elle est prise au bout de quelques minutes d'une syncope qui oblige à la recoucher.

Aucune perte n'a reparu.

Elle quitte l'hôpital, le 25 janvier, dans un état satisfaisant, mais faible encore. On constate au cœur un souffle doux intense, au premier temps et à la base, se prolongeant dans les vaisseaux du cou.

La chloro-anémie détermine donc dans le liquide sanguin des altérations suffisantes pour expliquer les hémorrhagies de l'état puerpéral. La composition anatomique du sang s'altère davantage à la suite de la perte qui accompagne la délivrance, et à chaque perte, à chaque hémorrhagie nouvelle. De sorte qu'une métrorrhagie appelle une autre métrorrhagie (Siredey). Il peut en résulter cet état général grave qui a été décrit dans ces dernières années sous le nom d'*anémie extrême des femmes accouchées.* Quelques cas en avaient été rapportés par Andral, Trous-

Pélaprat. 3

seau, Stoltz, vers 1850; Gusserow, alors à Zurich, l'a décrit avec soin, en 1871.

L'étiologie en est souvent obscure. On a incriminé l'habitation, le régime, le climat. Une influence bien plus manifeste domine toutes les causes secondaires qui peuvent concourir à la production de ces anémies pernicieuses, c'est la multiparité. Parmi les cas qui font la base du travail de Gusserow, quelques-uns sont remarquables : une femme a eu 7 enfants en neuf ans ; une seconde 7 en dix ans ; une troisième 5 avant l'âge de 28 ans ; une quatrième 9 en neuf années ; la cinquième est primipare, mais a eu à souffrir de nombreuses privations. D'autres cas tout aussi frappants ont été cités par Lépine (1), Dujardin-Beaumetz (2).

Nous empruntons à la thèse de Batut (3) l'observation suivante :

OBSERVATION II. (Batut.)

Anémie post-puerpérale grave. — Septième accouchement. — Hémorrhagies secondaires répétées à partir du 11e jour, ayant amené la mort.

Le 13 mars 1878, entre à Saint-Antoine, salle Sainte-Marie, lit n° 9, service de M. Dujardin-Beaumetz, la nommée S..., âgé de 32 ans, accouchée depuis le 26 février.

A déjà eu six enfants, dont trois vivants ; toujours elle s'est levée le jour même de ses couches.

Sa dernière grossesse a été troublée par quelques malaises. R -

(1) Lépine. Union Méd., 1876, nos 114 et 115.
(2) Leçons de clin. thérap., 2e fascicule, 1879.
(3) Batut. Anémie grave d'orig. puerpérale. Th. de Paris, 1879.

froidissement, dans une cave, quelques jours avant l'accouchement.

Le travail et la délivrance n'ont présenté aucun accident. Accouchée à 4 heures le matin, elle s'est levée à 5 heures du soir.

Le 8ᵉ jour, elle va au lavoir, y reste trois heures ; elle en rapporte un paquet de quarante livres qu'elle monte au deuxième
étage.

Trots jours après, le 8 mars, survient une perte abondante de
sang avec de gros caillots.

Le 11 mars. — Epistaxis.

Le 14. — Lendemain de son entrée ; facies abattu , muqueuses
décolorées, vertiges. Pas de douleurs ; pas de fièvre. La perte se reproduit au moindre mouvement ; et cependant l'utérus bien retracté,
ne présente rien d'anormal ; pas de tumeur fibreuse ; pas d'ulcération.

Les pertes sont arrêtées par des injections d'ergotinine ; mais
elles se reproduisent souvent. L'anémie et la faiblesse augmentent
de jour en jour. L'anorexie est absolue.

Le 14 avril, l'affaiblissement est extrême ; il survient du délire
anémique.

Le 16. — Mort.

L'autopsie, faite 32 heures après la mort ne révèle autre chose
que de l'anémie de tous les organes, avec une augmentation de
graisse.

Il est des femmes qui ont le triste privilège d'être atteintes d'hémorrhagies après chacun de leurs accouchements.
Nous avons noté le fait suivant, qui s'est produit à la maternité de Cochin :

Une femme accouchée, pour la troisième fois, à terme,
est prise d'hémorrhagie secondaire. Elle fait alors connaître que de semblables hémorrhagies se sont produites, lors
de ses deux accouchements antérieurs.

L'*hémophilie* est une cause puissante d'hémorrhagies à

tous les moments de la période puerpérale. Nous résumons l'observation suivante, empruntée à M. J. Serres (1):

OBSERVATION III. (Serres).

Hémophilie. — Hémorrhagie secondaire le 23ᵉ jour.

Le 18 février 1875, le Dr Lannelongue est appelé auprès d'une dame accouchée depuis le 27 du mois précédent. Une hémorrhagie abondante dure depuis la vieille. Il ne trouve rien d'anormal, ni du côté du corps, ni du côté des annexes de l'utérus.

Après avoir débarrassé le vagin des caillots qu'il renfermait, le Dr Lannelongue prescrit l'application de glace sur le ventre, une potion au perchlorure de fer, et de la limonade sulfurique comme boisson. La perte diminue peu à peu et disparaît vers le troisième jour, pour reparaître deux jours après, mais fort légère, et cesser définitivement.

Avant sa grossesse cette dame avait présenté quelques accidents d'hémophilie.

On a invoqué encore l'existence de quelque vice constitutionnel, comme la scrofule, l'arthritis, la tuberculose, les névroses invétérées, l'hystérie, etc. Dans deux cas, nous avons noté la syphilis.

La *leucocythémie* a une influence bien plus manifeste, et très facile à concevoir.

Mais il est un état particulier du sang qui semble vouer plus particulièrement les femmes aux hémorrhagies pendant leurs suites de couches. Nous voulons parler des modifications sanguines qui sont liées à l'*albuminurie*. De-

(1) J. Serres. Contrib. à l'étude des hémorrhagies puerpér. Th. de Paris, 1875, p. 35.

puis le travail de Blot (1), les hémorrhagies secondaires des femmes albuminuriques ont été relatées dans de nombreuses observations. Sur 41 femmes albuminuriques, Blot en a trouvé 31 qui ont eu des suites de couches normales; sur les 10 autres, 2 ont eu des hémorrhagies utérines qui ont causé la mort. Dans un cas cité par Serres (2), une hémorrhagie survint au bout de vingt-neuf jours, chez une femme albuminurique, dont l'accouchement avait été précédé de nombreux accès d'éclampsie.

Mme Lachapelle (3) a vu une femme périr sept jours après l'accouchement d'une abondante perte de sang séreux qui transsudait de toutes parts de la surface utéro-vaginale, et pénétrait par imbibition le tampon le plus serré. La matrice ne s'était pas laissé distendre. Mme Lachapelle, pour expliquer cette hémorrhagie, invoque un *molimen hœmorrhagicum* spécial ; mais en raison de l'état séreux du sang qui s'ecoulait, ne vaudrait-il pas mieux faire intervenir une altération sanguine.

Les hémorrhagies secondaires sont souvent liées à des affections générales, comme le scorbut, le purpura, les fièvres éruptives, variole, rougeole, scarlatine, et dans nos climats, la fièvre typhoïde. Dans un cas publié par Chouppe (4), une femme, ayant fait une fausse couche de sept mois et demi, contracta la fièvre typhoïde. Elle fut prise, cinq semaines après l'accouchement, de métrorrhagies abondantes qui se répétèrent et amenèrent la mort. Contamin (5) rapporte avec détails l'observation qui suit :

(1) Blot. De l'albuminurie des femmes enceintes. Th. Paris, 1849.
(2) Serres. Loc. cit., p. 36.
(3) Mme Lachapelle. Prat. des accouchements, t. II, p. 377.
(4) Gaz. obstétricale de Paris, 1872, p. 213.
(5) Contamin. Hémorrhagies des suites de couches. Th. Paris, 1876, p. 31.

OBSERVATION IV. (Contamin.)

Fièvre typhoïde pendant les suites de couches. — Hémorrhagie
secondaire le 18e jour. — Mort.

Marie B..., 26 ans, entre à l'Hôtel-Dieu de Lyon, salle Saint-Roch,
le 10 novembre 1874. Accouchée pour la deuxième fois le 25 octobre. Santé altérée par la misère et de nombreuses privations.

A son entrée, on constate, avec les signes d'une dothiénentérie au
début, une éruption pétéchiale très confluente, occupant tout le haut
de la poitrine et les plis des hanches. L'état des organes génitaux
n'offre rien d'anormal.

Dans la nuit du 11 au 12, survient une perte peu intense, qui devient grave par sa persistance, et que les moyens les plus rationnels
ne parviennent à maîtriser que lorsque la malade est exsangue.

Elle succombe dans la journée.

Comme causes réellement efficaces, il faut encore citer
les inflammations aiguës viscérales, la pneumonie, l'en-
docardite, la méningite, l'ictère grave, la néphrite, l'érysi-
pèle, le rhumatisme.

C'est encore une influence générale qu'il faut faire intervenir, pour expliquer les hémorrhagies survenant chez les
femmes atteintes de *fièvre puerpérale*. M. Hervieux (1) a
insisté longuement sur la fréquence des métrorrhagies
comme complication des accidents puerpéraux.

On a signalé une plus grande fréquence des hémorrhagies puerpérales secondaires dans les pays chauds, surtout
chez les femmes qui y viennent habiter en quittant un climat froid. Au dire des médecins anglais, les suites de couches seraient souvent compliquées d'hémorrhagies chez

(1) Traité des maladies puerpérales, 1870, p. 344.

les femmes anglaises qui habitent l'Inde. Faut-il se contenter de faire intervenir une influence générale et vague, comme le climat, ou invoquer une influence plus spéciale, plus déterminée, l'*intoxication palustre?* Saboia (1) a signalé l'hémorrhagie secondaire, au Brésil, comme un symptôme fréquent de l'empoisonnement miasmatique, en indiquant, comme seul remède, le changement d'air, et la quinine à hautes doses. A la société obstétricale de New-York (2), en 1880, le Dr Hanks souleva une discussion intéressante, à propos d'un cas d'hémorrhagie secondaire, survenu le seizième jour après l'accouchement. Il l'attribua à l'empoisonnement paludéen, et l'arrêta au moyen de fortes doses de quinine. Ses collègues citèrent un certain nombre de faits analogues.

B. — CAUSES LOCALES.

Par ordre de fréquence, les causes locales tiennent le premier rang dans la production des hémorrhagies puerpérales secondaires. Leur action se localise à l'appareil génital, soit directement, soit par l'intermédiaire du système nerveux. Elles sont fort nombreuses ; aussi, pour faciliter leur étude, doit-on les réunir en plusieurs groupes.

Voici les causes que nous étudierons successivement :

1º Inertie secondaire ;

2º Rétention du placenta ou des membranes ;

3º Présence de caillots dans la cavité utérine ;

(1) Saboia. Traité des accouchements, p. 198.
(2) American journ. of obstetrics, 1880, p. 212.

4° Changements de forme, de direction ou de situation de l'utérus ;

5° Lésions traumatiques ;

6° Lésions inflammatoires ;

7° Tumeurs ;

8° Congestions ;

9° Réplétion de la vessie ou du rectum.

Cette classification est-elle irréprochable ? Nous ne le croyons pas. En effet, si on voulait lui donner pour base une pathogénie rigoureuse, on devrait ranger dans un même groupe des causes trop disparates. Ainsi, une portion de placenta séjournant dans la cavité utérine, est une cause de fluxion sanguine, au même titre qu'un corps fibreux, qu'une déviation de l'organe, etc. De plus, on verra souvent la même cause agir de plusieurs façons. Notre classement n'a d'autre but que de nous permettre d'insister d'avantage sur les causes qui offrent le plus d'intérêt.

1° *Inertie secondaire.* — L'inertie utérine, qui s'observe souvent après la délivrance, est un phénomène rare, à une époque postérieure. L'hémorrhagie qui est sous sa dépendance s'observera donc d'autant plus rarement qu'on s'éloignera davantage du moment de l'accouchement. Ainsi, tandis que la statistique de Winckel (1), qui englobe toutes les hémorrhagies puerpérales, quelle que soit l'époque de leur apparition, porte l'inertie utérine 36 fois sur un total de 96 cas, c'est-à-dire dans la proportion de plus d'un tiers ; nous ne l'avons notée qu'une fois dans nos 20 cas d'hémorrhagies secondaires où la cause a pu être déterminée. Cela s'explique. L'utérus, pour revenir à ses dimensions nor-

(1) Winckel. Loc. cit., p. 110.

males, est le siège, dans ses fibres musculaires, d'un travail de régression et de résorption qui altère leur structure et leurs propriétés, et ne leur permet plus de se laisser distendre.

Cette inertie secondaire est rarement idiopathique; et on lui trouvera le plus souvent une cause : débris d'annexes, caillots, tumeurs, réplétion de la vessie, etc. Nous ne parlons ici que des cas où le relâchement se produit sans cause déterminante appréciable.

Quelquefois, l'utérus, après être resté bien rétracté pendant quelques jours, se laisse distendre, comme si sa puissance rétractile était épuisée. On a noté ces faits à la suite d'accouchements trop rapides, précipités ; plus souvent, après un travail trop lent, ayant nécessité des efforts considérables et longtemps prolongés, à la suite de présentations fœtales défavorables, chez les femmes affectées d'un vice de conformation du bassin. On observe encore l'inertie secondaire à la suite d'une distension exagérée de l'utérus, par un liquide amniotique trop abondant, par un fœtus trop volumineux ou par des jumeaux ;

Observation V.

Accouchement prématuré. — Enfant mort avec ascite abondante ; placenta très volumineux. — Inertie secondaire : hémorrhagie consécutive le 3e jour; mort par syncope.

Gr... (Juliette), 30 ans, entre à la maternité de Cochin, le 7 octobre 1873. Constitution faible. Bassin normal.

Réglée à partir de 13 ans, irrégulièrement, deux jours chaque fois. Un accouchement antérieur, à sept mois.

Grossesse de huit mois, troublée par des vomissements au début et à la fin.

Accouchement par le sommet, le 8 octobre, à 5 heures 30 du matin, après deux heures et demie de travail, d'un enfant mort, du sexe masculin, légèrement macéré. Ce fœtus portait une hydropisie abdominale abondante.

Délivrance naturelle un quart d'heure après. Placenta anémique et très gros.

Légère hémorrhagie après la délivrance.

Le 10 octobre, hémorrhagie secondaire abondante, coïncidant avec de l'inertie utérine.

La malade meurt dans une syncope à sept heures du soir.

L'insuffisance de la rétractilité utérine peut résulter d'un développement incomplet des fibres musculaires. A ce titre, l'avortement expose plus que l'accouchement à l'irrégularité de l'évolution rétrograde. M. Letulle (1) a rapporté l'observation d'une femme de 24 ans, qui, à la suite d'une fausse couche de trois mois, fut prise le quatrième et le vingt-deuxième jour après l'avortement d'hémorrhagies qui se répétèrent pendant les jours suivants et faillirent l'emporter.

Les hémorrhagies dépendant de l'inertie utérine secondaire sont plus fréquentes chez les multipares, surtout lorsque les grossesses successives sont séparées par de courts intervalles.

Dans un travail remarquable, Cohnstein et Ahlfeld (2) ont signalé, chez les primipares âgées, la fréquence des affections puerpérales, et en particulier des hémorrhagies, à toutes les périodes des suites de couches. Ainsi, sur 53 accouchées qui ont fourni 21 maladies puerpérales et 9 morts, on compte 15 cas d'hémorrhagies graves, dont 2, le quatrième et le douzième jour.

(1) Letulle. France Médicale, 15 février 1879.
(2) Arch. für Gynœk., 1874. B. IV. l. III.

L'involution utérine peut encore être entravée par des adhérences anormales de l'utérus aux parois du bassin (Winckel) (1), ou à l'épiploon (Ruysch) (2), par des tumeurs situées dans le voisinage ou dans l'épaisseur de ses parois.

L'inertie peut n'occuper qu'une partie de l'organe, et particulièrement le lieu d'insertion du placenta. Jacquemier attribue cet accident à la moins grande quantité de tissu musculaire qui se trouve en ce point. Dans ce cas, l'hémorrhagie peut être grave, quoique l'utérus paraisse bien rétracté.

L'atonie secondaire, si elle ne se prolonge pas, n'est pas fatalement une cause d'hémorrhagie. Les sinus utérins sont notablement rétrécis. Leurs caillots obturateurs ont contracté avec les parois des adhérences suffisantes pour résister un certain temps à l'effort sanguin ; ils sont d'ailleurs recouverts, au bout de quelques jours, par la muqueuse en voie de régénération.

2° *Rétention de portions du placenta ou des membranes.* C'est, sans contredit, une des causes les plus communes d'hémorrhagies puerpérales secondaires. Dans quelques cas, cet accident tient à une faute, ou à une imprudence de l'accoucheur ou de la sage-femme : manœuvres ou frictions intempestives, tractions exagérées sur le cordon ayant amené sa rupture ou des déchirures des annexes, et surtout administration inintelligente et prématurée du seigle ergoté.

Plus souvent, la rétention du délivre est due à des adhé-

(1) Winckel. Loc. cit., p. 109.
(2) Ruysch. Obs. anat., 83.

rences anormales plus ou moins étendues, ou à des contractions irrégulières de la matrice. Les contractions anormales siègent de préférence dans les points les plus riches en fibres musculaires. Ce sont, nous l'avons vu, l'orifice interne du col (contraction en sablier, *hour-glass* des Anglais), et l'infundibulum des trompes. Mentionnons, pour mémoire, la contracture isolée de l'orifice externe du col, et les contractions multiples divisant le corps de l'utérus en plusieurs loges (Velpeau). Ces derniers cas, s'ils existent, sont excessivement rares.

Pour M. Hergott, de Nancy (1), la rétention ou enchatonnement du placenta, résulterait, non d'une contraction spasmodique de la matrice, mais plutôt de la non-contraction de la portion utérine sur laquelle le placenta était inséré, portion frappée d'inertie, pendant que le reste de l'utérus se rétracterait normalement. Cette opinion, appuyée par une autopsie, confirmerait celle de Levret.

La rétention de la totalité du placenta est très rare. Ce qui est plus fréquent, c'est l'inclusion de petites portions du placenta, ou de lambeaux des membranes. Il peut encore rester dans la matrice un de ces lobes supplémentaires du placenta, que l'on voit dans des cas fort rares se développer en dehors de la masse principale (placenta succenturié), Barnes (2), Playfair (3), Tarnier (4).

L'hémorrhagie, due à ces causes, ne paraît pas, en général, moins de huit jours après l'accouchement. C'est à ce moment que l'involution amène les parois utérines au contact du corps étranger, qui devient une cause plus ac-

(1) Hergott. Rev. méd. de l'Est, n° 1, janvier 1882.
(2) Barnes. Opérations obstétr., trad. Cordes, 1873, p. 421.
(3) Playfair. L'Art des accouchements, trad. franç., p. 584.
(4) Tarnier. Acad. de médecine, 21 février 1882.

tive d'irritation (Barnes) (1). Ainsi, dans 4 cas de Bassett, de Birmingham, l'hemorrhagie parut le dixième, le douzième, le quatorzième et le trente-deuxième jour. Dans plusieurs cas rapportés par Baudelocque, des débris de petit volume, obturant le col, avaient empêché l'écoulement des lochies et donné lieu à une perte latente qui avait distendu l'utérus.

3° *Présence de caillots dans la cavité utérine.* — C'est une cause d'hémorrhagies secondaires, ou au moins de lochies exagérées, signalée par tous les auteurs. Les caillots agissent non seulement par leur volume, qui met obstacle au retrait de l'utérus, mais plutôt par l'action irritante qu'ils exercent comme corps étrangers. C'est pourquoi les caillots du début, gros et mous, sont moins souvent cause d'accidents hémorrhagiques, que des caillots, même de petite dimension, mais plus consistants, que l'on trouve parfois plus tard, adhérents à la surface interne de la matrice, particulièrement au niveau de la plaie placentaire, et qu'on a nommés polypes fibrineux, en raison de leur forme et de leur nature. On a vu des hémorrhagies d'une tenacité désespérante, cesser après l'ablation de caillots du volume d'une amande (Pomiès) (3). D'autres cas, plus concluants encore en faveur de cette opinion de Baudelocque, que l'irritation causée par la présence du caillot, joue le principal rôle dans la production des hémorrhagies, sont ceux de pertes causées par des caillots occupant la partie supérieure du vagin.

(1) Op. cit., p. 466.
(2) Bassett, de Birmingham. Brit. med. Journal, 1872.
(3) Pomiès, cité par Contamin. Loc. cit., p. 108.

OBSERVATION VI.

Tranchées utérines pendant les quatre premiers jours des suite s de couches; caillots; hémorrhagie secondaire le 9ᵉ jour.

H... (Joséphin·), 26 ans, enceinte pour la deuxième fois, entre à la Maternité de Cochin le 16 avril 1873. Constitution bonne, bassin normal. Réglée depuis l'âge de 11 ans, régulièrement, cinq jours par mois.

Accidents de la grossesse : céphalalgie, constipation, leucorrhée.

Rupture prématurée des membranes, le 25 avril. Premières douleurs, le 28 à huit heures du matin ; dilatation complète à 2 heures 30 du soir. Accouchement naturel, à 3 heures du soir, d'un enfant à terme, vivant, du sexe masculin, pesant 3,100 grammes, qui s'est présenté en O. I. D. P. réduite. Durée totale du travail, 7 heures.

Délivrance naturelle, à 3 heures 30.

Pendant les quatre premiers jours des suites de couches, tranchées utérines violentes, s'accompagnant d'expulsion de caillots ; calmées par des cataplasmes et des lavements laudanisés.

Les jours suivants, expulsion, à plusieurs reprises, de caillots de petit volume.

Enfin, le neuvième jour, apparition d'une hémorrhagie secondaire peu abondante, qui dure un jour entier, et disparaît après que la malade a expulsé plusieurs petits caillots fibrineux.

4° *Changements de forme, de direction ou de situation de l'utérus.* — Les hémorrhagies secondaires tenant à ces causes, paraissent plus fréquentes chez les multipares, dont l'utérus est moins bien fixé dans une situation normale par des parois abdominales plus relâchées, et chez les femmes qui ont repris trop tôt leurs occupations, ou se sont livrées à des mouvements prématurés, alors que l'utérus n'avait pas subi une diminution suffisante de volume. Winckel attribue surtout à l'antéversion et à l'antéflexion le pouvoir de produire des hémorrhagies tardives ;

Barnes (1), et Courty (2), au contraire, font jouer à la rétroflexion un rôle prédominant.

L'hémorrhagie est due, soit à l'obstacle que la déviation apporte au cours des lochies, et qui détermine dans l'utérus la formation de caillots avec leurs conséquences, soit à la fluxion qui se produit au point fléchi, par suite de la gêne circulatoire. Le retard qui en résulte aussi pour la rétraction régulière de l'utérus agit dans le même sens.

L'*inversion* de l'utérus, générale ou partielle, peut aussi causer des hémorrhagies plusieurs jours après l'accouchement. A ce moment des hémorrhagies graves et de longue durée seraient moins à craindre qu'après la délivrance, parce que le col de l'utérus, qui se referme, étreint la base de la tumeur comme dans un anneau, et s'oppose ainsi à un afflux sanguin exagéré (Barnes, Winckel).

5° *Lésions traumatiques.* — Nous avons dit quelques mots des déchirures et des contusions qu'il n'est pas rare de constater, après l'accouchement, dans les parties comprimées ou distendues par le passage du fœtus. Ces lésions ne sont pas toujours accompagnées d'hémorrhagie, et l'hémorrhagie, quand elle se produit, n'est pas toujours immédiate. La perte peut se déclarer seulement au moment de la chute des eschares; et elle sera d'autant plus inattendue, qu'elle proviendra le plus souvent des parties profondes, particulièrement des déchirures du col utérin.

Les *varices* qui, sous l'influence de la grossesse, se développent fréquemment dans les grandes et les petites lèvres, dans les parois du vagin ou du col de l'utérus, peuvent de-

(1) Barnes. Loc. cit., p. 463.
(2) Courty. Loc. cit., p. 451.

venir le point de départ d'hémorrhagies inquiétantes. Il se fait des perforations dans les points des parois veineuses qui ont subi une distension ou une compression exagérées pendant le travail. Il en est de même pour les *thrombus* dont ces mêmes parties peuvent être le siège, lorsque leurs parois mortifiées se détachent, et qu'une communication s'établit entre leur cavité et l'air extérieur. Cazeaux (1) rapporte, d'après Johnston, un cas d'hémorrhagie mortelle due à cette cause. survenue le cinquième jour. M. Clintock (2) et Winckel (3) ont observé aussi des pertes tardives graves dues à la déchirure de thrombus.

La rupture de l'utérus, l'un des accidents les plus terribles, dont puisse être témoin l'accoucheur, dans les cas rares où elle n'amène pas la mort rapide de la femme, peut encore compromettre son existence, dans la suite, par la production d'hémorrhagies secondaires. M. Budin (4) a rapporté le cas d'une femme sur laquelle, à la suite de manœuvres violentes et intempestives faites par une sage-femme ignorante, dut être pratiquée la version, dans des conditions très défavorables. Il se produisit une rupture utérine. Les suites de couches se passèrent plus heureusement qu'on ne devait s'y attendre. Tout faisait présager une guérison, lorsque, huit jours après, la malade fit quelques efforts trop violents, et fut prise d'une hémorrhagie utérine à laquelle elle succomba en quelques minutes. Le même auteur rapporte, d'après M. Morgan, l'histoire d'une négresse qui fut prise d'une hémorrhagie le onzième jour

(1) Cazeaux. Traité d'accouchements, 9e édit,. p. 826.

(2) Mac-Clintock. Clin. mem. on the dis. of women, in Dubl. quart. j. 1851, p. 257.

(3) Winckel. Loc. cit., p. 131.

(4) Budin. Th. d'agr., 1878, p. 83.

après son accouchement. Le sang provenait d'une perfora-
tion du côté gauche de l'utérus. A ce niveau se fit une fis-
tule utéro-intestinale, qui s'oblitéra d'elle-même au bout
de trente jours. La guérison se maintint.

Les lésions des voies génitales sont fréquentes à la suite
des accouchements laborieux, qui nécessitent de la part
de l'accoucheur une intervention active, l'emploi du forceps ou la version. On pourrait aussi mettre en cause, la
longueur du travail, les présentations défectueuses, les vi-
ces de conformation des parties maternelles. Quoi qu'il en
soit, sur les 20 cas d'hémorrhagies secondaires auxquels
nous avons pu découvrir une cause, quatre fois on était
intervenu, une fois par la version, trois fois au moyen du
forceps.

OBSERVATION VII.

Présentation de l'épaule ; version pelvienne. — Hémorrhagie secondaire
le 5e jour. — Mort.

H... (Marie), 32 ans, domestique, enceinte de neuf mois, entre à la
Maternité de Cochin, le 3 décembre 1872. Deux accouchements an-
térieurs, à terme, par le sommet. Constitution bonne, bassin normal.
Réglée depuis l'âge de 12 ans, cinq ou six jours par mois.

Membranes rompues depuis la veille à midi. Apparition des douleurs, le 3 décembre à sept heures du soir ; dilatation complète le lendemain à dix heures du matin. Présentation de l'épaule droite, en
acromio-iliaque droite (dos en arrière).

A onze heures, on pratique la version pelvienne. Le fœtus, mort
pendant l'extraction, était une fille du poids de 2,800 grammes.

Durée du travail, 16 heures ; depuis la rupture de la poche des
eaux, 47 heures.

Délivrance naturelle, une demi-heure après. Placenta circulaire,
pesant 625 grammes ; longueur du cordon, 72 centimètres.

Pélaprat.   4

Etat satisfaisant, rien d'anormal pendant les jours qui suivent. Mais le 8 décembre, cinquième jour après l'accouchement, la malade est tout à coup prise, sans cause appréciable, d'une hémorrhagie abondante, et meurt au bout de treize heures.

OBSERVATION VIII.

Rétrécissement du bassin. — Application de forceps au détroit supérieur. — Déchirure étendue du périnée. — Hémorrhagies secondaires du 17ᵉ au 19ᵉ jour, le périnée étant parfaitement cicatrisé.

Le 8 janvier 1882, est reçue à la Maternité de Cochin, la nommée B... (Joséphine), lingère, âgée de 23 ans et demi, primipare. Constitution un peu faible ; taille petite : 1 mètre 30 environ. Pas de traces évidentes de rachitisme sur les membres inférieurs. Bassin vicié dans le diamètre antéro-postérieur : à la mensuration digitale, 10 centimètres avant déduction. Réglée abondamment, régulièrement, huit jours par mois, depuis l'âge de seize ans. Dernières règles, du 19 au 25 avril 1881.

Vomissements pendant les trois premiers mois de la grossesse.

Premières douleurs, le 8 janvier à midi ; rupture des membranes, spontanée, à deux heures du soir ; dilatation complète le lendemain soir à deux heures. Présentation du sommet, en O, I, G. A.

La tête ne s'engageant pas, M. Marchand fait à trois heures une application du forceps ordinaire au détroit supérieur ; la femme étant soumise à l'influence du chloroforme. L'enfant extrait vivant, du sexe masculin, pèse 3,200 grammes.

Délivrance naturelle à trois heures et demie, sans accident.

Durée totale du travail, 27 heures.

Pendant l'extraction du fœtus, il s'est fait une déchirure du périnée, sur la ligne médiane, arrivant jusqu'au voisinage de l'anus

La femme étant toujours maintenue dans la même situation, et toujours endormie, M. Marchand réunit immédiatement les deux surfaces au moyen de quatre points de suture profonde enchevillée, au fil d'argent, et de trois serres-fines.

La malade, transportée au lit n° 43, n'éprouve aucun accident pendant les jours qui suivent, ni tranchées, ni hémorrhagies.

L'écoulement lochial, peu abondant, conserve un aspect légèrement sanguinolent jusqu'au dixième jour. La malade n'allaite pas.

Le 26 janvier, dix-sept jours après l'accouchement, la malade qui ne perdait plus depuis huit jours, se plaint, à la visite du matin, d'avoir perdu du sang pendant la nuit. Elle a sali une compresse ; une autre compresse est enlevée entièrement souillée d'un sang rouge vermeil, sans caillots. Le périnée est complètement réuni, la déchirure cicatrisée ; ce n'est pas de là que vient l'écoulement sanguin.

Prescription : 0,10 centigrammes d'ergotine en deux pilules.

Le lendemain, la perte a cessé ; mais elle se reproduit dans la nuit du 27 au 28 ; la malade a souillé quatre compresses. On prescrit : potion de Todd, vin de quinquina et Bagnols ; et on fait continuer l'usage de l'ergotine.

La malade est faible, d'une pâleur chlorotique. Pouls faible, à 70. Souffle doux à la base du cœur, et au premier temps, se prolongeant dans les vaisseaux du cou.

L'hémorrhagie ne reparaît plus les jours suivants. L'état général s'améliore peu à peu.

Les règles se montrent le 25 février et durent trois jours.

La malade quitte l'hôpital le 20 mars. La restauration du périnée est parfaite.

6° *Inflammation.* — Pendant la période puerpérale, la muqueuse utérine, qui se régénère, est à l'état de couche mince et molle ; ses vaisseaux de nouvelle formation sont peu résistants et entourés de tissus plus friables qu'à l'état normal. Il n'est donc pas étonnant que l'hémorrhagie, symptôme habituel des inflammations de l'utérus et des organes voisins, ovaires, péritoine, pendant l'état de vacuité, complique plus fréquemment encore ces lésions, pendant les suites de couches. Voici un cas assez intéressant qui s'est offert à notre observation.

Observation IX.

Lever prématuré ; métro-péritonite consécutive ; hémorrhagie
secondaire du 22ᵉ au 25ᵉ jour.

Mᵐᵒ B..., âgée de 20 ans, primipare, d'une constitution excellente,
réglée à partir de seize ans, quatre jours par mois, accouche le 9 sep-
tembre 1878.

Les dernières règles avaient paru à la fin novembre 1877. Grossesse normale; quelques douleurs abdominales seulement dans le
dernier mois.

L'enfant, à terme, du sexe féminin naît vivant par le sommet ; il
est peu volumineux. Le travail a duré en tout onze heures.

La délivrance se fait naturellement au bout de vingt minutes. L'hémorrhagie est presque nulle.

Les lochies sont très peu abondantes ; à tel point que, le troisième
jour, Mᵐᵉ B... se lève, d'elle-même, quelques heures, sans fatigue.
Le lendemain, elle quitte sa chambre, et veut reprendre ses occupations ordinaires, de marchande de vins. Mais au bout de quelques
instants, ayant mis ses mains en contact avec de l'eau froide, elle est
prise de douleurs intenses dans la région hypogastrique ; la station
assise lui devient impossible : elle est obligée de regagner son lit.
Au bout de deux heures apparaît un frisson intense et prolongé ; les
douleurs sont devenues plus vives, et s'étendent à la région lombaire
et aux cuisses.

Nous sommes appelés auprès de la malade le lendemain matin,
cinquième jour après l'accouchement. Les douleurs sont toujours
très vives, la peau très chaude, la soif ardente, le pouls à 100. Le
bas-ventre est très sensible à la pression dans toute son étendue. Les
lochies n'ont pas reparu.

Nous prescrivons le repos le plus absolu dans le décubitus dorsal,
des cataplasmes laudanisés en permanence sur le ventre, des injections deux ou trois fois par jour avec de l'eau phéniquée au 100ᵉ,
tiède, et 0,60 centigrammes de sulfate de quinine.

Le lendemain, la malade très affaiblie, a eu quelques vomissements
de matières de coloration verdâtre; les autres phénomènes restent
les mêmes.

Le même traitement est continué pendant une dizaine de jours. Les phénomènes de métro-péritonite se sont amendés au bout d'une semaine ; mais la malade est toujours dans un état de grande faiblesse.

Le vingt-deuxième jour après l'accouchement, la malade toujours couchée, n'ayant commis aucune nouvelle imprudence, est prise d'une perte sanguine peu abondante, mais continue. On prescrit 2 grammes de seigle ergoté en quatre paquets et on continue les jours suivants.

L'hémorrhagie, qui a diminuée peu à peu, disparaît au bout de trois jours et ne se reproduit plus.

La sécrétion lactée ne s'est pas faite ; l'enfant est partie en nourrice en province.

Mme B... se lève pour la première fois six semaines après l'accouchement ; elle est toujours très affaiblie. Il lui reste une ulcération de la lèvre antérieure du col de l'utérus que l'on traite pendant quatre mois, et sans grand succès, par des topiques divers : nitrate d'argent, teinture d'iode, etc.

Au bout de ce temps, et le printemps étant venu, la malade qui n'a pu reprendre sa vie active, consent à quitter Paris, et à se rendre dans sa famille qui habite un de nos départements montagneux du Midi.

Le repos, et trois cautérisations au fer rouge, à un mois de distance, amènent la guérison de l'ulcération du col utérin. Mais ce n'est qu'au bout d'une année de séjour à la campagne, et après un traitement soutenu, par les toniques, les amers, le régime lacté et les eaux ferrugineuses, que l'état général se rétablit entièrement.

Depuis cette époque, Mme B... a eu une deuxième grossesse absolument normale, et a accouché, le 4 juillet 1881, d'un bel et gros garçon, pesant 3,870 grammes. Aucun accident pendant le travail, qui a duré cinq heures. Légère hémorrhagie une heure après la délivrance. On enlève les oreillers, et en fait prendre trois paquets d'ergot de seigle de 0,50 centigr. à un quart d'heure d'intervalle. La perte cesse et ne s'est pas reproduite.

Montée du lait le troisième jour, sans la moindre fièvre. Mme B... nourrit elle-même son enfant, et se lève pour la première fois le douzième jour.

Depuis lors, sa santé a toujours été excellente.

Tumeurs. — Les néoplasmes de l'utérus, et ici nous parlerons surtout des corps fibreux, sont pour les femmes qui en sont atteintes, une cause incessante de dangers. Leur action nocive est encore plus fâcheuse pendant les suites de couches, alors que l'utérus subit, dans toutes ses parties, des modifications de structure si importantes. L'accouchement s'est-il terminé, malgré l'obstacle qu'y apporte parfois la présence de la tumeur, la délivrance a-t-elle pu se faire, a-t-on évité ou arrêté l'hémorrhagie abondante qui l'accompagne parfois? on a toujours à craindre qu'elle ne se renouvelle l'un des jours suivants.

Tantôt, les fibromes, par leur nombre, leur volume, ou leur siège, dans l'épaisseur des parois de l'utérus, apportent un obstacle mécanique à son involution régulière ; dans ce cas, l'hémorrhagie est due à une inertie secondaire, ou plutôt à cet état décrit sous le nom d'involution incomplète (subinvolutio uteri). Mais, le plus souvent, le corps fibreux joue pour l'utérus le rôle de corps étranger, d'épine irritative, au même titre que les débris d'annexes ou les caillots.

La remarque de Oldham (1), qu'au moment de la perte on peut sentir l'utérus fortement rétracté au-dessus des pubis, et que la simple ligature, sans excision du polype a souvent amené la cessation de l'hémorrhagie, permet de localiser la source de la perte dans la muqueuse utérine, et particulièrement dans la partie de la muqueuse qui recouvre la tumeur. L'hémorrhagie survient, d'ailleurs, fréquemment après le huitième jour, alors que l'on n'a plus à craindre ni l'inertie secondaire, ni le détachement des thrombus qui obturent les sinus utérins. La perte n'est en

(1) Cazeaux. Loc. cit., p. 952.

rapport, par son abondance, ni avec le volume, ni avec le siège de la tumeur. On a vu la mort survenir à la suite d'hémorrhagies secondaires se répétant avec une insistance désespérante. Radfort rapporte un cas de mort, quinze jours après l'accouchement ; Churchill un autre cas de mort quelques jours après la délivrance, mais sans date précise (1). Foch (2), relate un cas de mort par hémorrhagie le onzième jour.

Parmi les complications des corps fibreux utérins qui peuvent devenir une nouvelle cause d'hémorrhagies secondaires, signalons : l'insertion vicieuse du placenta ; l'insertion du placenta sur leur surface, qui doit toujours faire craindre, pendant les jours qui suivent l'accouchement, le détachement d'un caillot obturant un sinus, sous l'influence du moindre effort (3) ; la rétention du délivre en totalité ou en partie (4), plus fréquente encore dans les avortements que dans les accouchements (5).

Les fibromes utérins peuvent encore causer l'inversion de l'utérus et amener ainsi des métrorrhagies dans les jours ou les semaines qui suivent l'accouchement.

Ils peuvent se ramollir et être expulsés au bout de quelques jours, avec écoulement fétide et hémorrhagies. Oldham (6), a noté cette particularité deux fois.

(1) Lefour. Des fibrômes utérins au point de vue de la grossesse et de l'accouchement. Th. d'agrég., 1880.
(2) Foch. Des corps fibreux de l'utérus. Th. de Paris, 1874.
(3) Mme Boivin et Dugès. Traité prat. des mal. de l'utérus, t. I, p. 332. — Pajot. Gazette des hôpitaux, p. 1862, p. 61.
(4) Aubinais. Gaz. méd. de Paris, 1844, p. 548.
(5) Kidd. Dublin medical Journal, 1869, p. 219.
(6) Demarquay et Saint-Vel. De l'infl. des corps fibreux sur l'accouchement, la délivrance et les suites de couches. Gaz. obstétr. de Paris, 1878, p. 180.

Les fibromes pédiculés ou polypes exposent plus aux
métrorrhagies que les fibromes interstitiels ou sous-péri-
tonéaux.

Au même titre que ceux du corps de l'utérus, les polypes
du col peuvent s'accompagner de pertes répétées parfois
considérables (1). Ramsbotham (2), accouchait une femme
pour la troisième fois. Une tumeur sortit de la vulve avant
l'expulsion du placenta et fut réduite. Trois jours plus
tard, pendant la défécation, sortit une tumeur du volume
d'une orange ; on la replaça. Huit jours après, survint une
hémorrhagie très grave. Ramsbotham constata alors l'existence d'un polype de la grosseur d'une poire attaché au
col de l'utérus. Il en fit la ligature, et la femme guérit. —
Fordyce Barker (3) cite un cas d'hémorrhagie survenue
dans la nuit du quatrième au cinquième jour et qui cessa
après l'ablation d'un polype du col.

Le *cancer de l'utérus* est une cause de métrorrhagie pendant la période puerpérale. Les pertes tardives ne dépendent plus, comme celles qui suivent immédiatement la
délivrance de l'inertie utérine causée par la longueur du
travail (Mme Boivin), mais de l'ulcération ou de l'élimination des parties dégénérées consécutive à la compression
causée par l'accouchement. Calmels (4), rapporte l'observation d'une malade qui succomba de cette manière un
mois après l'accouchement. et rappelle une observation

(1) Voir la thèse remarquable de notre ami le Dr Chabazian. Des corps
fibreux du col de l'utérus au point de vue de la grossesse et de l'accouchement. Paris, 1882, p. 60.
(2) Ramsbotham. Medical times and Gazette, 1853, p. 12.
(3) Fordyce Barker. The puerp. diseases, p. 22.
(4) Calmels. Du cancer de l'utérus dans ses rapports avec la concep-
tion, l'accouchement et les suites de couches. Th. Paris, 1874, p. 27.

semblable de d'Outrepont, insérée dans la *Gazette médicale*, pour 1829.

8° *Congestions utérines.* — Mme Lachapelle, pour expliquer les métrorrhagies des suites de couches, faisait intervenir un *molimen hæmorrhagicum* spécial. Un grand nombre
des causes que nous avons indiquées provoquent, en effet,
du côté de la matrice un afflux sanguin anormal. L'hémorrhagie en devient facilement la conséquence; car les vaisseaux de nouvelle formation qui constituent dans l'épaisseur de sa muqueuse un riche réseau, ont des parois d'une
organisation très imparfaite. et ils sont mal soutenus par
les tissus peu résistants qui les entourent. La fluxion sanguine, déterminée par une cause en apparence légère,
suffit pour les rompre et produire une hémorrhagie.

Nous ne reviendrons pas ici sur les causes que nous
avons déjà énumérées ; nous parlerons seulement de celles,
tout à fait accidentelles, qu'il sera le plus souvent facile
d'éviter, qui déterminent de la congestion utérine, et
comme conséquence une hémorrhagie, soit directement,
soit d'une manière éloignée et réflexe, par l'intermédiaire
du système nerveux.

On a vu des hémorrhagies secondaires succéder à des
injections vaginales poussées avec trop de violence, à des
examens au spéculum trop fréquents, à des cautérisations
du col. N'oublions pas de mentionner le cathétérisme utérin, qui ici encore, risque de produire des accidents. Lorsque des savants et des praticiens comme Depaul, Pajot,
Courty, Gallard (1), s'accordent à reconnaître que l'hysté-

_____

(1) Dehenne. De quelques explorations chirurgicales inutiles et dan-
gereuses. Th. Paris, 1876, p. 46 et 49.

romètre est un instrument rarement utile, et trop souvent dangereux, dans l'état ordinaire, on comprend avec quelle réserve on doit l'employer sur un organe aussi susceptible que l'utérus pendant la période puerpérale.

Dans ses leçons à la Faculté de médecine, publiées dans les archives de Tocologie (1874), M. Charpentier insiste sur les dangers de la présence du mari dans le lit commun, avant le retour des règles, comme cause d'hémorrhagie ; surtout si à l'excitation nerveuse qui en est la conséquence viennent s'ajouter les dangers du traumatisme conjugal.

Parmi les excitations physiques générales qui peuvent retentir sur l'utérus et y déterminer une congestion hémorrhagique, les plus fréquentes sont : les mouvements corporels, le passage brusque à la position droite, le lever prématuré, un effort trop puissant. L'influence de ces mouvements brusques est d'autant plus manifeste, qu'il est bien peu de femmes qui n'aient à cette occasion, une augmentation de l'écoulement lochial. Mac Clintock (1), cite l'exemple d'une dame qui fut prise d'une hémorrhagie profuse, le douzième jour après son accouchement, en s'asseyant pour la première fois. Winckel a noté seize cas d'hémorrhagies survenant le neuvième jour, au moment où l'accouchée se levait pour la première fois. Pour nous, sur ces vingt cas d'hémorrhagie secondaire, quatre fois la perte a pu être attribuée à un effort mécanique, plus spécialement le lever.

Dans deux cas de Winckel, les hémorrhagies se produisaient sous l'influence des secousses de toux produites par une bronchite tenace,

Parfois, le seul acte de soulever son enfant a pu déterminer une exagération momentanée des lochies.

(1) Playfais. Traité de l'art. des accouchements, p. 590.

S'il est vrai que l'allaitement, d'une manière générale produise chez la femme une décharge sanguine, utile pour prévenir des hémorrhagies secondaires, dues à un excès de tension sanguine, on sait, d'autre part, que chez certaines femmes trop impressionnables, la succion du mamelon par l'enfant a pu déterminer, chaque fois qu'il prenait le sein, de véritables hémorrhagies (Béhier, Mattéi, Bouchacourt) (1).

Les influences morales ont de tout temps été considérées comme pouvant donner lieu à une hémorrhagie. Gardien (2) a spécialement indiqué la colère.

Une malade de Fordyce Barker (3) désirait ardemment avoir un garçon. Elle accoucha d'une fille; on lui cacha d'abord le sexe de l'enfant, mais le troisième jour, elle eut une hémorrhagie très forte en apprenant la vérité.

Le Dr Gandolfe a observé une perte abondante survenue au neuvième jour après l'accouchement, et qui se déclara subitement, à l'occasion d'un cadeau que reçut la malade (4).

Mac Clintock cite l'exemple d'une femme qui fut prise d'hémorrhagie, le huitième jour après l'accouchement. On attribua l'écoulement au retour inattendu d'un ancien amant.

Fréquemment on observe des pertes anormales à la suite des accouchements clandestins. Les angoisses résultant d'une situation irrégulière doivent y contribuer au moins autant que l'absence de soins et le défaut de précautions.

(1) Contamin. Loc. cit., p. 52.
(2) Gardien. Traité d'accouch. et de mal. des femmes, t. I, p. 282.
(3) Fordyce Barker. The puerperal diseases, p. 15.
(4) Contamin. Loc. cit., p. 51.

Enfin, on a vu des hémorrhagies suivre l'ingestion de breuvages stimulants ou alcooliques.

Hémorrhagie secondaire très grave survenue le 13ᵉ jour, sous l'influence d'un léger effort.

D... (Adrienne), 20 ans, passementière, entre à la Maternité de Cochin pour accoucher, le 8 avril 1880, au lit nº 21. Constitution bonne; bassin normal; primipare.

Menstruation assez irrégulière, établie à l'âge de 13 ans; quatre jours environ chaque fois. Dernières règles, du 5 au 9 juillet 1879. Grossesse sans accidents.

Premières douleurs, le 8 avril, à dix heures du matin; rupture des membranes spontanée, le 9, à neuf heures 3) du matin, la dilatation étant presque complète; dilatation complète à midi 30 minutes. A deux heures du soir, accouchement d'un garçon vivant, à terme, du poids de 3,960 grammes, qui s'est présenté en O. I. D. P. non réduite. Délivrance naturelle, vingt minutes après.

Pas d'accidents pendant le travail, dont la durée totale a été de 28 heures.

Les douze premiers jours des suites de couches se sont passés sans incident; les lochies ont cessé d'être sanglantes le cinquième jour.

Le dixième jour, elle s'était un peu levée pour la première fois, deux heures, sans inconvénient. Le 21 avril, treizième jour après son accouchement, elle se lève pour quitter l'hôpital. Au moment où elle vient de soulever le paquet de ses hardes, elle s'aperçoit qu'elle perd du sang en abondance. Son linge et ses bas en sont remplis, et le sang se répand sur le parquet.

On la porte dans son lit; on lui fait deux injections sous-cutanées d'ergotine. L'hémorrhagie continue: la malade perd connaissance. On pratique le tamponnement.

Le tampon est enlevé au bout de douze heures; l'hémorrhagie n'a pas paru au dehors; mais elle continue faiblement après l'enlèvement du tampon.

On fait deux nouvelles injections d'ergotine, à une demi-heure d'intervalle. Au bout de trois heures, la perte s'arrête. Elle a duré en tout quinze heures.

La malade est dans un état de faiblesse extrême ; le moindre mouvement amène des syncopes; ses extrémités se refroidissent.

On lui fait à plusieurs reprises des injections hypodermiques d'éther. On applique sur les membres inférieurs des bandes de caoutchouc enroulées de l'extrémité à la racine du membre, suivant la méthode d'Esmarch. On réchauffe la malade au moyen de boules d'étain remplies d'eau chaude ; on lui fait prendre fréquemment des alcooliques et du bouillon.

Elle se ranime et guérit de son hémorrhagie. Mais elle est obligée de rester à l'hôpital pour guérir de brûlures causées par le contact prolongé des boules d'eau chaude. A la partie externe et supérieure des cuisses, il s'est produit de larges eschares. La réparation des deux plaies qui restent après leur élimination est très difficile. La malade sort complètement guérie au bout de dix mois.

OBSERVATION XI.

Hémorrhagie secondaire, le 10ᵉ jour, au moment du lever.

Le 27 avril 1880, entre à la Maternité de Cochin, lit n° 20, la nommée B... (Maria), âgée de 25 ans, accouchée le même jour, en ville. Secondipare.

La grossesse s'était passée sans accident.

Les eaux s'étaient écoulées à une heure du matin; les douleurs avaient commencé à deux heures; et, à six heures, elle accouchait naturellement d'un garçon, qui s'était présenté par le sommet; il pesait 3,300 grammes. La délivrance a été faite un quart d'heure après.

Suites de couches tout à fait normales pendant les neuf premiers jours. Les lochies sont complètement décolorées à partir du quatrième jour. La mère nourrit elle-même son enfant.

Le 6 mai, dixième jour après l'accouchement, l'accouchée, à qui on a permis de se lever, fait un effort pour quitter le lit. A ce moment survient une hémorrhagie abondante. On la recouche, et on lui

fait une injection sous-cutanée d'un gramme de la solution d'ergotine.

La perte est suspendue au bout de quelques minutes. La malade,
à qui on a recommandé l'immobilité dans le décubitus dorsal, sent
un léger suintement sanguin au moindre effort.

Le lendemain, la perte se renouvelle, mais avec moins d'abondance que la veille.

La quantité totale de sang perdu dans ces deux jours, a été évaluée à 1,000 grammes.

La malade quitte l'hôpital, le 15 mai.

L'hémorrhagie ne s'est pas reproduite.

Dans le courant de l'année 1879, à la maternité de l'hôpital Cochin, se sont produits deux faits absolument analogues. Ce sont deux cas d'hémorrhagies secondaires, sur-
venues, une fois le septième jour, l'autre fois le cinquième
jour après l'accouchement, à l'occasion de mouvements
accomplis par la malade. Les observations en ont été rapportées par le Dr Breuillard (1).

9° *Réplétion de la vessie ou du rectum.* — Cause rare de
métrorrhagies puerpérales secondaires, au moins dans les
hôpitaux et les maternités, où l'on surveille avec sollici-
tude l'état des fonctions des nouvelles accouchées. Rappe-
lons le cas souvent cité de Moreau, d'une hémorrhagie
abondante, survenue le huitième jour après l'accouchement, et qu'on attribua à l'accumulation de fèces durcies
dans le gros intestin.

Les lavements étant demeurés sans résultat, on pensa à
évacuer le rectum à l'aide d'une curette. Aussitôt après, la

(1) Breuillard. Traitement des hémorrhagies consécutives à la délivrance par les différentes préparations d'ergot de seigle en injections
hypodermiques. Th. Paris, 1879.

perte s'arrêta (1). Winckel, dans un cas, et Contamin, deux fois dans ses observations de la Maternité de Lyon, ont vu l'état de distension du rectum produire aussi des hémorrhagies secondaires (2).

Notre travail était sous presse lorsque nous avons recueilli, à la Clinique d'accouchement, service de M. le professeur Depaul, les deux observations suivantes :

OBSERVATION XII.

Lenteur de l'involution utérine ; hémorrhagie secondaire le 22e jour.

J... (Marie), 26 ans, domestique, enceinte pour la seconde fois, entre à la Clinique, le 26 avril 1882. Constitution bonne ; bassin normal.

Réglée à 12 ans ; quatre jours par mois. Dernières règles le 14 juillet 1881. Pendant cette grossesse sont apparues des varices aux parties génitales.

Premières douleurs, le 27 avril à 6 heures du matin ; rupture spontanée des membranes à 8 heures et demie ; dilatation complète à 9 heures. A 9 heures 45, accouchement d'un garçon bien portant, pesant 3,950 grammes, qui s'est présenté par le sommet, en O. I. G. A.

La femme, transportée au lit n° 20, reste couchée pendant trois semaines, à cause de la lenteur de la régression utérine. Le 18 mai, vingt-deuxième jour après l'accouchement, la malade qui n'a pas quitté son lit, se plaint d'avoir perdu du sang pendant la nuit.

Le sang noir, non mélangé de caillots a souillé complétement deux serviettes et sali le lit de la malade. L'examen des parties génitales ne révèle aucune lésion ; le fond de l'utérus est à peine accessible au-dessus du pubis.

Prescription : 4 grammes de seigle ergoté à prendre par paquets de 50 centigr. dans le courant de la journée.

(1) Cazeaux. Loc. cit., p. 932.
(2) Contamin. Loc. cit., p. 45.

Le lendemain matin, la perte persiste quoique notablement diminuée; même traitement.

La durée totale de cette hémorrhagie a été de deux jours; elle ne s'est pas reproduite.

La malade se lève pour la première fois le 23 mai, deux heures. Elle quitte l'hôpital en bon état, le 27 mai. Elle n'a pas allaité son enfant, qui a été envoyé en nourrice.

OBSERVATION XIII.

Métrite légère. — Hémorrhagie secondaire du 4e au 9e jour, ayant reparu le 19e et le 20e jours.

A... Delphine, 34 ans, domestique couchée au lit n° 7, de la clinique. Constitution bonne; bassin normal. A eu trois accouchements antérieurs à terme, ses enfants, tous très gros, pesaient quatre kilos environ.

Réglée à dix ans, très régulièrement, huit jours par mois. Dernières règles du 22 au 30 juillet 1881. Accidents de la grossesse: varices aux membres inférieurs, accompagnées d'œdème, les trois derniers mois.

Apparition des douleurs à 9 heures du soir, le 7 mai. Rupture artificielle des membranes, à 10 heures, la dilatation étant complète. A 10 heures 1/4 accouchement par le sommet, en O. I. G. A. d'un garçon vivant, bien conformé pesant 3,835 grammes. Durée totale du travail une heure et quart. Délivrance sans accident, au bout d'un quart d'heure.

Rien de particulier pendant les quatre premiers jours qui suivent. Les lochies sont peu abondantes.

Dans la nuit du quatrième jour, violent frisson, ayant duré trois quarts d'heure. La malade expulse deux ou trois caillots de la grosseur d'un petit œuf de poule. Il se fait en même temps un écoulement de sang noir, peu abondant, mais continu.

A la visite du matin, la malade se plaint de douleurs mal localisées dans le bas-ventre. Pouls, 96; T. axillaire 38°6.

Prescription : Cataplasmes et pommades mercurielles belladonées sur le ventre ; sulfate de quinine, 0,60 ; 2 grammes de seigle ergoté par paquets de 0,50, lavement de guimauve ; dans la soirée deux pilules d'extrait thébaïque de 25 milligrammes chaque.

Le lendemain matin les douleurs se sont amendées, ainsi que la fièvre ; la perte continue, mais avec moins d'abondance. Ce jour et les suivants, la malade prend trois paquets de seigle ergoté de 0,50 centigrammes.

L'hémorrhagie a duré cinq jours ; les caillots n'ont pas reparu.

La malade qui ne perd plus, se lève pour la première fois, le 20 mai ; elle se plaint de vertiges.

Le 26 mai, au matin, la malade montre deux serviettes souillées par une perte de sang rosé, survenue pendant la nuit. L'écoulement sanguin se produit surtout au moment de la miction. Cette légère hémorrhagie a duré deux jours, et a cédé à l'administration de 1 gramme 50 de seigle ergoté.

La malade se lève de nouveau le 29 mai. La perte n'a pas reparu.

SYMPTOMES.

Collins, sur 16.654 accouchements, observés par lui à l'hôpital de Dublin, et qui avaient donné un total de quatre vingt-six cas d'hémorrhagies, n'avait noté que trois fois des hémorrhagies puerpérales secondaires, une le quatrième jour, une le sixième, la dernière, le dixième jour. Ces chiffres sont loin de nous donner une idée exacte du degré de fréquence des hémorrhagies secondaires.

Voici la raison qu'en donne M. Hervieux (1) :

« Au temps où observait Collins, dans les maternités,

(1) Hervieux. Loc. cit., p. 344.

Pélaprat.   5

la fièvre puerpérale faisait de nombreuses victimes parmi les femmes présentant une lésion quelconque des organes génitaux. La mort suivant de près le début des accidents primitifs, il n'y avait pas de place, en quelque sorte, pour les lésions consécutives. Depuis les progrès accomplis dans l'hygiène des Maternités, les accidents infectieux puerpéraux ont à peu près disparu ; on observe plus souvent les accidents tardifs, et en particulier les hémorrhagies.

Sur les 7.265 accouchements faits à la maternité de Cochin dans ces dix dernières années, nous avons trouvé notés 23 cas d'hémorrhagies secondaires. Et nous croyons encore ce nombre, quoique fort supérieur relativement à celui de Collins, notablement inférieur à la réalité. Voici les motifs de cette opinion :

La plupart des femmes accouchées dans les hôpitaux insistent ordinairement pour en sortir, dès le neuvième ou dixième jour. Nous ne sommes pas renseignés sur les accidents dont elles peuvent être atteintes lorsque, une fois rentrées chez elles, elles veulent reprendre leurs occupations habituelles ; d'autant plus qu'on ne peut guère attendre de la plupart d'entre elles une observation bien rigoureuse des règles de l'hygiène. De plus, on ne tient compte, sur les registres ou les feuilles d'accouchement, que des accidents de quelque importance survenus pendant les suites de couches. Les hémorrhagies de peu de gravité ont donc pu ne pas être notées ou même échapper à l'examen. Quoi qu'il en soit, le nombre des hémorrhagies tardives, tout en restant fort au-dessous de celui des hémorrhagies immédiates, est encore assez important pour mériter l'attention.

Ces métrorrhagies secondaires semblent se produire à

des moments d'élection. Ainsi Winckel n'a vu que cinq fois l'hémorrhagie consécutive se produire avant le huitième jour; il l'a observée seize fois dans le huitième et le neuvième jour, et vingt-six fois à une date postérieure.

Pour nous, sur vingt-cinq cas inédits d'hémorrhagies secondaires que nous avons réunis, huit fois le moment d'apparition de la perte n'a pas été précisé ; sur les dix-sept cas restant, quatre fois la perte est survenue dans les trois premiers jours, six fois du sixième au dixième jour, deux fois le quinzième jour, et cinq fois après le vingt-deuxième jour.

De la comparaison de ces deux tableaux, il résulte donc que les métrorrhagies secondaires peu fréquentes avant le sixième jour, s'observent fréquemment de ce jour au dixième et surtout le huitième et le neuvième jour. Elles deviennent ensuite très rares et reparaissent en assez grand nombre à partir du vingtième jour.

Parfois les suites de couches ont été tout à fait normales; mais à l'époque du retour de couches, il se fait une exagération du flux menstruel assez abondante pour constituer une véritable hémorrhagie.

Les symptômes des hémorrhagies dont nous nous occupons sont en grande partie ceux de toutes les métrorrhagies. Nous ne répéterons pas ce qui est décrit tout au long dans les traités classiques, nous bornant à rappeler quelques particularités importantes.

Le sang s'écoule le plus souvent au dehors. L'hémorrhagie secondaire est rarement interne, surtout après les cinq premiers jours.

Le plus souvent, la perte se produit sans prodromes, surtout dans les cas où elle tient à une imprudence ou à un effort prématuré de la part de l'accouchée. On ne s'aperçoit

de l'hémorrhagie que lorsque la femme voit le sang souil-
ler ses vêtements, les garnitures de son lit, ou se répandre
sur le plancher. Parfois l'existence de l'une des causes qui
peuvent engendrer l'hémorrhagie a déjà appelé l'attention
sur cette complication possible.

On a signalé comme signes avant-coureurs pouvant
faire prévoir l'imminence d'une hémorrhagie, l'élévation
de la température et la fréquence du pouls. M. Charpentier
semble accorder une grande valeur à ce dernier symptôme.

Pour M. Hervieux (1), les hémorrhagies secondaires ont
des caractères spéciaux que l'on rencontre dans un grand
nombre de cas :

Elles sont ordinairement très tenaces, durent plusieurs
jours, et récidivent facilement. Cette tendance à la chronicité laisse, en quelque sorte, à l'organisme, le temps de s'y
accoutumer. Elles ne mettent pas ordinairement la vie de
la femme dans un péril immédiat, et ne s'accompagnent
que très rarement des phénomènes généraux qui succè-
dent aux hémorrhagies graves. Ce que nous dirons, à propos du pronostic, montrera que, malheureusement, il est
loin d'en être toujours ainsi.

DIAGNOSTIC.

La constatation directe de l'écoulement du sang, par la
malade elle-même, ou par le médecin, ne permet pas de
confondre l'hémorrhagie avec un autre accident.

(1) Hervieux. Loc. cit., p. 352.

Rarement on aura à faire le diagnostic d'une hémorrhagie interne, et à distinguer, par exemple, de l'utérus distendu par du sang et des caillots, la dilatation de la vessie
par l'urine, ou le tympanisme abdominal.

A une époque éloignée de l'accouchement, on ne prendra pas pour une hémorrhagie tardive l'écoulement sanguin du retour des couches. Le moment d'apparition de la
perte, le malaise spécial éprouvé par la femme, la manière
dont se fait l'écoulement, enfin les caractères particuliers
du sang, empêcheront de commettre cette erreur. Cependant, en présence d'une perte de quelque abondance survenant à ce moment, on peut se demander s'il s'agit d'une
métrorrhagie vraie, ou tout simplement de règles abondantes. On se rappellera que le sang des règles ne se coagule pas à cause de la grande quantité de mucus qu'il contient; le sang de la métrorrhagie, au contraire, se coagule
parfaitement et peut être expulsé sous forme de caillots.
D'ailleurs, la marche de l'hémorrhagie tranchera la question.

L'hémorrhagie externe une fois déclarée, la seule question que l'on puisse se poser est celle du siège exact et de
la cause de la perte. Le mode d'écoulement du sang et son
aspect fourniront de précieux renseignements. Le sang
provenant des parties externes, venant de plaies ou de
déchirures, est ordinairement rutilant; il peut s'écouler
par jets saccadés : le sang provenant de l'utérus a l'aspect
du sang veineux ; il s'écoule en nappe. Les caillots sont
rares dans le premier cas, fréquents dans le second.

On procèdera à l'examen complet de l'utérus, des organes voisins, et des parties externes de la génération. Les
conditions dans lesquelles se produit la perte, la coïnci-
dence presque constante de l'effusion sanguine avec une

altération de la santé générale de la malade, avec une lésion utérine ou pelvienne, une imprudence commise la veille ou le jour même feront ordinairement connaître assez clairement la cause de l'hémorrhagie (Hervieux).

PRONOSTIC.

A propos des symptômes des hémorrhagies puerpérales secondaires, nous avons dit un mot de leur bénignité relative; elles ne sont ordinairement inquiétantes que par leur durée, leur réapparition incessante, leur tendance à la chronicité. On n'aura guère de chances d'observer des hémorrhagies graves après les quatre ou cinq premiers jours qui suivent l'accouchement. Ainsi, les deux cas de mort qui se sont produits dans nos 23 observations de la maternité de Cochin, ont été observés tous les deux le troisième jour. Dans le premier cas, l'enfant, qui se présentait par l'épaule, avait été extrait par la version pelvienne (obs. VII); la mère fut emportée en treize heures par une hémorrhagie due à de l'inertie secondaire. Chez l'autre femme (obs. V), une hémorrhagie abondante avait suivi la délivrance; elle se reproduisit le troisième jour : la malade mourut d'une syncope.

On a lu plus haut l'observation d'une hémorrhagie grave survenue le treizième jour, à l'occasion d'un léger mouvement, et qui faillit emporter la malade (obs. X).

Mac Clintock (1) a cité 6 cas d'hémorrhagies secondaires

(1) Mac Clintock. The secondary hœmorrhage after parturition. Dublin, q. j. of med. sc. may. 1851,

mortelles, et Bassett, de Birmingham, sur 13 soumis à son observation, en a vu 2 dont la terminaison fut fatale (1).

Malgré la bénignité relative des hémorrhagies tardives, les cas malheureux sont en assez grand nombre pour commander une extrême réserve dans le pronostic. Du reste, ce pronostic est subordonné à des conditions diverses : il dépend de l'abondance de la perte de sang, de sa durée, de sa rapidité, de la facilité avec laquelle elle peut se reproduire, de la qualité du sang perdu, de la cause de l'hémorrhagie, et des effets qu'elle détermine, tant sur la santé générale que sur les affections concomitantes de l'utérus.

La quantité du sang perdu n'a pas, au point de vue du pronostic l'importance qu'on pourrait croire. Beaucoup de femmes résistent fort bien à des pertes de 1200 à 1500 gr. de sang, tandis que d'autres sont épuisées par une perte de 200 ou 300 gr. Une hémorrhagie de 300 gr. amena la mort chez une malade de Velpeau.

La rapidité de l'écoulement a une bien plus grande importance. Telle malade épuisée par la soustraction brusque d'une certaine quantité de sang s'en serait à peine aperçue si la perte avait été moins rapide.

Il faut tenir compte aussi de la qualité du sang perdu. Une hémorrhagie artérielle est bien plus nuisible qu'une hémorrhagie veineuse, surtout si elle se répète fréquemment. Quant à ces pertes d'un sang séreux, décoloré, ne formant pas de caillots, et dont on trouve des exemples cités par Mme Lachapelle, Blot, Hervieux, le pronostic en est excessivement grave : elles sont l'indice d'une altération profonde du liquide sanguin, et elles résistent à tous les moyens de traitement.

(1) Bassett. Brit. med. Journal, 1872.

Le pronostic de l'hémorrhagie dépend encore de la cause locale ou générale qui lui a donné naissance ; bénin si la cause est tout accidentelle et de celles auxquelles on peut remédier facilement (réplétion de la vessie ou du rectum, imprudence), grave, si l'affection concomitante y ajoute une gravité particulière (rétention et altération putride du placenta, corps fibreux, cancer de l'utérus, maladies générales, etc.).

Les symptômes qui peuvent faire prévoir une terminaison funeste sont : les frissons intenses, une dyspnée toujours croissante, les syncopes prolongées, des douleurs lombaires violentes et continues, les convulsions, les troubles de la vue, les éblouissements, les hallucinations, une cécité plus ou moins complète, la dilatation de la pupille avec mouvements oscillatoires, surtout au moment des syncopes (Mme Lachapelle).

L'hémorrhagie arrêtée, le pronostic devra encore être réservé. Les pertes très rapides, ou très abondantes, peuvent amener une anémie si profonde, que la mort soit inévitable, comme dans le cas de M. Féréol (1) où la malade mourut, bien que la transfusion du sang eût été pratiquée. De plus, les grandes soustractions de sang ouvrent la porte aux affections puerpérales les plus graves, notamment à la phlébite utérine (Hervieux) (2). Elles exposent aux thromboses dans les veines des membres inférieurs, du bassin, et aux dangers nouveaux qui en résultent, l'embolie et la mort subite (Hanot) (3).

A ces dangers prochains, s'ajoute encore le péril loin-

(1) Union médicale, 8 et 10 juin 1875.
(2) Hervieux. Loc. cit., p. 357.
(3) Arch. gén. de médecine, octobre 1880.

tain qui est la conséquence des hémorrhagies considérables et répétées : un état chloro-anémique dont la réparation est très difficile et peut demander des années.

Le pronostic varie d'une femme à l'autre dans des limites qu'il est difficile de prévoir. Toutes les femmes ne résistent pas également bien aux hémorrhagies. Telle femme supportera la perte d'une quantité considérable de sang, mieux qu'une autre, placée dans des conditions en apparence identiques, ne supportera une hémorrhagie minime comme quantité. La raison de ces différences, sur lesquelles nous avons entendu souvent insister M. le professeur Depaul, tient à une différence d'impressionnabilité du système nerveux.

TRAITEMENT.

Le rôle du médecin ne consiste pas seulement à arrêter l'hémorrhagie une fois produite. Il doit, lorsqu'un semblable accident est à craindre, tout faire pour l'éviter. Plus tard, lorsque la perte est suspendue, et le danger immédiat conjuré, il doit en empêcher le retour et restaurer les forces de la femme, pour la garantir contre les conséquences prochaines ou éloignées de sa métrorrhagie.

Le traitement des hémorrhagies des suites de couches, comprendra donc le traitement préventif, le traitement curatif, et le traitement consécutif ou restaurateur.

A. TRAITEMENT PRÉVENTIF.

Le traitement préventif comprend d'abord les prescriptions hygiéniques applicables à tous les accouchements, mais dont l'observation s'impose d'une manière plus rigoureuse encore lorsqu'on peut craindre une hémorrhagie. Les énumérer serait répéter un chapitre de tous nos ouvrages d'accouchement.

Nous insisterons seulement sur les indications particulières aux cas où l'on peut redouter une hémorrhagie secondaire.

Lorsque le travail a duré fort longtemps, que l'accouchement a nécessité l'intervention du médecin, lorsque la distension exagérée de l'utérus ou toute autre cause peuvent faire craindre le décollement tardif du placenta ou de la lenteur, de la difficulté dans l'évolution rétrograde de l'utérus, on ne se pressera pas de faire la délivrance. Des tractions hâtives sur le cordon exposeraient à laisser dans la matrice des restes d'annexes; il vaut mieux laisser à la contraction le soin d'opérer le détachement complet du placenta. On pourrait même pratiquer la délivrance par *expression* (méthode de Credé), en ayant soin de faire concorder les manœuvres avec les contractions de l'utérus. On y trouverait, en outre, l'avantage de chasser plus facilement de l'utérus tous les caillots qui pourraient ultérieurement jouer le rôle de corps étrangers.

L'influence des *anesthésiques* a été diversement comprise. En Angleterre, où on en use si largement, Simpson, Barnes, les accusent de rendre plus fréquentes les hémorrhagies consécutives. Courty (1), au contraire voit dans le chloroforme un excellent moyen d'abréger la longueur du travail, de régulariser les contractions de l'utérus, et d'éviter l'inertie et les hémorrhagies qui en dépendent. Grâce

(1) Courty. Loc. cit., p. 443.

à cet agent, il aurait évité des hémorrhagies chez des femmes qui en avaient présenté dans leurs accouchements antérieurs. Le chloroforme n'étant guère employé, en France, que dans les accouchements difficiles, il n'est pas aisé, en pareil cas, de déterminer la part qui peut lui revenir dans la production des accidents consécutifs.

Dans les cas où l'on peut redouter l'inertie secondaire on prescrit le seigle ergoté *préventif*. Mais il faut ne pas oublier le précepte du professeur Pajot : « Ne jamais administrer de seigle ergoté tant que l'utérus contient quelque chose », et attendre par conséquent que la délivrance soit effectuée, et l'utérus absolument vide. A la Maternité de Cochin, on a l'habitude de faire à chaque femme, aussitôt après la délivrance, une injection sous-cutanée d'ergotine.

On suivra avec soin le retrait de l'utérus ; on l'aidera, en suppléant au défaut de tonicité des parois abdominales par un bandage de corps médiocrement serré. On préviendra la distension de la vessie et du rectum.

Dans tous les cas où un lever prématuré peut avoir des inconvénients, on prolongera le séjour de la femme au lit pendant deux ou trois septénaires. Toutes les fois que les lochies présenteront une abondance anormale, on en recherchera la cause avec soin. Les tranchées violentes seront calmées par des lavements laudanisés, et l'utérus et le vagin débarrassés avec la main ou des lavages des caillots qu'ils pourraient contenir.

Lors même qu'on ne voudrait pas étendre à toutes les accouchées la méthode antiseptique (injections, lavages phéniqués, compresses phéniquées sur la vulve) (Lucas-Championnière), son emploi serait formellement indiqué toutes les fois que la fétidité des lochies indiquerait la décomposition d'un caillot ou le séjour de restes du délivre.

En présence d'une tumeur fibreuse ou d'un polype qui subsiste après l'accouchement, doit-on intervenir? A moins de complications particulières qui altèrent la santé de l'accouchée, comme la désorganisation de la tumeur, qui s'accompagne d'écoulements fétides, ou qui mettent sa vie en péril, comme l'hémorrhagie, il vaut mieux ajourner toute intervention jusqu'à ce que toute irritation générale ou locale ait cessé.

B. TRAITEMENT CURATIF.

Avant tout, se rappeler deux préceptes de pure hygiène applicables à tous les cas :

1º La malade doit être placée dans une situation horizontale, le siège légèrement soulevé, les cuisses fléchies et rapprochées, les épaules abaissées. Le lit doit être assez dur, pour que le siège ne soit pas enfoui dans le creux formé par les matelas ; proscrire, par conséquent, le lit de plume, trop mou et entretenant une chaleur exagérée autour du bassin. Enlever de dessous la tête les accumulations d'oreillers de plume, un seul oreiller de crin suffit.

2º Ménager dans la chambre de la malade une température suffisamment fraîche, 15 à 16º en moyenne et, si la saison le permet, ouvrir largement les fenêtres. En tout cas, on aura soin de renouveler l'air par une ventilation pratiquée avec prudence. On prendra des précautions pour ne pas faire faire de mouvements à la malade pendant tous les soins dont elle sera l'objet ; et on lui laissera une tranquillité d'esprit aussi complète que possible.

Appelé auprès d'une femme atteinte d'hémorrhagie, le

médecin procédera à l'examen le plus minutieux de la malade, pour rechercher le siège exact et la cause de la perte. Si le sang provient des parties génitales externes, on aura recours à la compression avec de la charpie et un bandage; on pourra au besoin imbiber légèrement les bourdonnets de charpie d'une solution hémostatique. En cas d'insuccès, on pourra procéder à la ligature, ou à la torsion du vaisseau divisé.

Si la perte provient d'une déchirure ou d'une ulcération siégeant dans le vagin ou au niveau du col de l'utérus, on portera sur la plaie un bourdonnet de charpie imbibé de perchlorure de fer, ou une éponge chargéede vinaigre. Dans les cas graves, en particulier, à la suite de l'ouverture de varices ou de thrombus, on pourra être contraint d'y ajouter le tamponnement complet classique.

Quant aux hémorrhagies secondaires provenant de l'utérus, elles accusent un grand nombre de causes différentes. La première indication est de rechercher et de faire disparaître la cause de la perte, rétention de caillots, débris de placenta ou des membranes, polypes utérins, distension de la vessie ou du rectum, etc.

Puis il faut suspendre l'écoulement du sang. Pour faciliter l'énumération des moyens propres à arrêter le cours du sang dans ces hémorrhagies, nous les avons rangés en quatre groupes.

1º Moyens qui s'opposent à l'hémorrhagie par une action indirecte et éloignée (administration à l'intérieur des alcooliques, du perchlorure de fer, de la digitale, etc.).

2º Ceux qui s'opposent à l'hémorrhagie en provoquant, par action réflexe, les contrations utérines (frictions sur le ventre, ou sur le col de l'utérus, succion du mamelon, ventouses, froid, chaleur).

3º Ceux qui agissent en provoquant d'une manière directe la contraction utérine (ergot de seigle, quinine, pilocarpine, haschich, etc., électricité).

4º Moyens topiques agissant d'une manière mécanique et immédiate (compression de l'aorte, tamponnement, njections intra-utérines, topiques intra-utérins).

1º *Moyens indirects.*

Alcooliques. Les accoucheurs anglais prescrivaient depuis longtemps les alcooliques à hautes doses contre les hémorrhagies. Cette méthode a donné des succès inespérés sur des malades déjà atteintes de lipothymies. On emploie de préférence les vins généreux, Porto, Madère, Champagne, l'eau-de-vie, ou les liqueurs alcooliques additionnées d'eau. On ne saurait trop insister sur le degré de tolérance à l'égard des alcooliques que présentent les femmes atteintes d'hémorrhagies. On a vu des jeunes femmes délicates, n'ayant de leur vie goûté une liqueur quelconque, supporter sans inconvénient des doses énormes d'eau-de-vie, jusqu'à un demi-litre et même un litre de Cognac, et sans le moindre symptôme d'ivresse. Dans quelques cas, l'hémorrhagie ne s'est arrêtée que lorsque le médicament avait déterminé une ivresse complète (Siredey) (1).

Le *perchlorure de fer*, à l'intérieur, jouit d'un grand crédit comme hémostatique. Bien que son action paraisse, dans ce cas, assez difficile à expliquer, on l'a vu, administré dans une potion, à la dose de 20 à 30 gouttes, ame-

(1) Siredey. Dictionn. de méd. et de chir. pratiques. Métrorrhagie, XXII, p. 451.

ner la guérison de quelques cas sérieux de métrorrhagies puerpérales secondaires (Hervieux) (1).

La *digitale* a été préconisée contre les hémorrhagies utérines, par Howship; en France, par Lasègue et Desnos (2) qui lui ont dû des succès marqués (infusion de 0,50 pour 150 grammes d'eau).

Dans certaines hémorrhagies rebelles liées à des affections douloureuses de l'utérus et de ses annexes, *l'opium* a fait rapidement disparaître la perte, après avoir diminué la douleur.

C'est ainsi qu'agiraient la belladone, la jusquiame, l'aconit, etc.

2° *Moyens qui s'opposent à l'hémorrhagie, en provoquant par action réflexe, la contraction de l'utérus.*

Friction sur l'abdomen. C'est le plus simple de tous les moyens de provoquer la contraction utérine, et de diminuer ainsi l'afflux sanguin vers l'utérus, c'est celui qui se présente d'abord à l'esprit :

La malade, couchée sur le dos, en situation horizontale, le vagin et l'utérus débarrassés des caillots qui peuvent les obstruer, on exerce avec une main des frictions vigoureuses sur le fond de l'utérus. Si l'état des parois abdominales le permet, on a conseillé de saisir l'utérus et de le pétrir avec la main, ou bien de le comprimer contre la colonne vertébrale.

On a encore conseillé d'introduire l'autre main dans le vagin, et d'agacer avec deux doigts le col de l'utérus, ou

(1) Hervieux. Loc. cit., p. 331.
(2) Journ. de méd. et de chir. pratiques, 1877, p. 539.

même d'étreindre l'utérus entre cette main et celle placée sur la paroi abdominale.

Dans les cas graves, on pourrait tenter d'introduire la main entière dans la matrice. La main et l'avant-bras jouent le rôle de tampon, tandis que les doigts excitent, agacent la surface interne de l'utérus, pendant que l'autre main, placée sur l'abdomen, maintient la matrice à l'extérieur et continue les frictions.

Les accoucheurs anglais ont mis à profit la sympathie qui existe entre les mamelles et l'utérus, et ont conseillé la *succion du mamelon* par l'enfant, dans le but de provoquer des contractions utérines.

Déjà, dans l'antiquité, Hippocrate et Galien avaient conseillé d'appliquer sur les seins des ventouses aussi larges que possible. Elles avaient, en outre, pour effet de produire une dérivation intense.

Parmi les moyens indirects qui peuvent mettre fin à une hémorrhagie en provoquant la contraction de l'utérus, il en est d'un usage journalier, très simples, très efficaces, et que l'on aura toujours sous la main. Nous voulons parler de l'emploi du froid et de la chaleur.

Application du froid. — De tout temps on a fait placer des serviettes imbibées d'eau froide sur la région hypogastrique, la vulve, les lombes, les cuisses des femmes atteintes d'hémorrhagies. On peut remplacer l'eau par le vinaigre, l'oxycrat, les solutions salines. Le moyen le plus simple consiste dans l'application sur le ventre de compresses pliées en plusieurs doubles, et imbibées d'eau froide, ou même glacée, que l'on renouvelle à mesure qu'elles s'échauffent. Lorsqu'on le peut, il est préférable de leur substituer des vessies de porc ou de caoutchouc renfermant de la glace cassée en menus morceaux ; le tout maintenu à l'aide d'une alèze ou d'un bandage de corps qui permet à la malade d'exécuter quelques mouvements (Béhier) (1). Ces moyens sont préférables à d'autres qui ne sont pas exempts de dangers, tels que les bains de siège froids, ou même les bains entiers ; les douches locales, et l'irrigation continue de l'abdomen à l'eau froide, dont le moindre inconvénient est d'inonder le lit de la malade. Barnes fait frapper l'abdomen avec des linges mouillés ; à Dublin, on frappe de même la cuisse droite de la femme.

Dans tous ces cas, on obtient l'arrêt de l'hémorrhagie par le resserrement de l'utérus, à l'aide de contractions réflexes provoquées par l'impression brusque du froid sur les téguments.

D'autres fois, on fait agir le corps réfrigérant eau, neige, glace, d'une manière plus directe. On peut employer les injections vaginales, ou même intra-utérines d'eau froide : ce dernier moyen serait exclusivement employé par Spiegelberg (2). On peut encore introduire dans le vagin, ou même dans la cavité utérine, des glaçons. Baudelocque fait remarquer, à ce sujet, qu'il faut maintenir le corps froid un certain temps en contact avec les parois utérines, car c'est seulement au moment où la glace fond que les contractions utérines surviennent. On se sert encore du sac à glace vaginal, en caoutchouc, baudruche, ou tout autre substance imperméable, rempli de glace concassée et introduit à demeure dans le vagin. On renouvelle, s'il est nécessaire, quand la glace est fondue.

(1) Clin. méd., 1864, p. 592.
(2) Munthe. Th. Paris, 1880, p. 57.

Pélaprat.   6

Un moyen très commode d'application du froid est la réfrigération intense obtenue au moyen de l'évaporation de l'*éther*. On peut verser l'éther goutte à goutte sur la région hypogastrique, ou bien projeter un fort jet d'éther avec le pulvérisateur de Richardson, sur la paroi abdominale, ou même sur les parties génitales et sur la région lombaire (1). Ce moyen a réussi au Dr H. Griffitts (2) dans deux cas où tous les moyens ordinaires avaient été employés sans succès.

L'application du froid est un moyen excellent contre les métrorrhagies tardives à forme lente. Toutefois, ainsi que le fait remarquer Mme Lachapelle, lorsque la perte a été très forte, ce ne serait pas sans de graves inconvénients que l'on soumettrait pendant trop longtemps la femme à l'action de l'eau froide, de la neige, de la glace. Fischer a vu une vessie de glace demeurée vingt-quatre heures sur l'abdomen produire une gangrène mortelle. De plus, le refroidissement brusque de grandes parties du corps prédispose au collapsus, ou expose la femme à une réaction inflammatoire violente.

Application de la chaleur. — Après avoir vu préconiser le froid sous toutes ses formes pour combattre les métrorrhagies, on a de la peine à comprendre que la chaleur, dans les mêmes circonstances, puisse produire les mêmes effets.

On emploie beaucoup, depuis quelques années, contre les hémorrhagies des suites de couches, les *injections d'eau*

(1) Broadbent. British medical Journal. Bulletin de thérap., 1867, t. LXXIII, p. 422.
(2) Courrier médical, 1878, p. 399.

chaude. Le bruit qu'a fait à l'étranger cette méthode semble avoir fait oublier que, depuis longtemps déjà, Trousseau recommandait souvent, en pareil cas, les injections vaginales d'eau très chaude, et en faisait prendre deux ou trois par jour (1). Quoi qu'il en soit, en 1874, Marion Sims et Witwell, de San-Francisco, ont appelé l'attention sur ce genre de traitement. Après eux, Foley (2), à Boston, Atthill (3), à Dublin, Windelbrand, à Vienne, Egermann et Richter, à Berlin (4), l'ont préconisé après en avoir retiré des succès remarquables. Le grand avantage de la méthode sur bien d'autres est d'être très simple et facile à appliquer en toute circonstance.

Si l'on veut en retirer tous les avantages, il ne faut pas se contenter de faire des injections vaginales ou d'envoyer sur le col utérin des douches d'eau chaude, mais porter le liquide jusque dans la cavité utérine. On doit faire, non une injection, mais une irrigation, un véritable lavage : on doit se rappeler ce point lorsqu'on se sert des irrigateurs ordinaires ; on pourrait leur préférer, en pareil cas, ces injecteurs employés depuis peu, d'où le liquide est chassé par la simple compression d'une poire en caoutchouc. Jusqu'au cinquième jour des suites de couches, on peut se servir d'une canule simple, en verre ; car l'orifice du col est encore assez large pour permettre la libre sortie de l'eau injectée. Passé cette époque, on emploie une sonde à double courant.

La température de l'eau doit être de 45° environ ; elle est difficile à supporter avec la main. Pour augmenter l'action

(1) Siredey. Loc. cit., p. 452.
(2) American journal of obstetrics, avr. 1876.
(3) The Lancet, 1878, vol. I, p. 196.
(4) Munthe. Loc. cit., p. 50.

de l'injection d'eau chaude, on l'a parfois fait précéder d'une injection froide.

Ici, comme dans toute médication intra-utérine, pour que le résultat puisse être obtenu, il faut que la cavité de l'utérus soit absolument libre. Un litre d'eau est souvent nécessaire, pour la débarrasser de tous les caillots qu'elle peut contenir.

On laisse ensuite la paroi utérine pendant cinq à huit minutes exposée au courant d'eau chaude : on a soin de diriger avec précaution l'orifice de la canule dans tous les sens afin que l'action du liquide porte directement sur tous les points de la surface interne de l'utérus. La quantité totale de liquide à employer est de deux ou trois litres. On peut rendre ces injections chaudes antiseptiques en y ajoutant 1 pour 100 d'acide phénique ou de chloral.

Pour Runge (1), qui a fait des expériences à ce sujet, l'arrêt de l'hémorrhagie est uniquement dû aux contractions utérines réveillées par l'eau chaude. Il s'y ajouterait, d'après Richter (2), un gonflement œdémateux des tissus périvasculaires suffisant pour comprimer les vaisseaux, et intercepter le cours du sang.

On a encore conseillé la chaleur sous d'autres formes. On a recommandé l'application, au niveau de la région lombaire, sur les côtés de la colonne vertébrale, du sac en caoutchouc plein d'eau chaude,de Chapman (Peter, Siredey) (3). On peut le remplacer par des serviettes chaudes, des cataplasmes chauds, ou par un sac rempli de son ou de sable chaud.

(1) Berlin. Klin. Wochens., 1877, n° 1.
(2) Munthe. Loc. cit., p. 50.
(3) Peter. Journ. de méd. et de chir. pratiques, 1877, p. 107. Siredey, loc. cit., p. 452.

A la Maternité, M. Tarnier emploie avec un remarquable succès depuis nombre d'années les *grands bains chauds* contre les hémorrhagies des suites de couches, et spécialement contre les hémorrhagies tardives. Voici par quelles propositions M. Bailly résume le travail qu'il a consacré à la méthode de M. Tarnier (1) ;

« 1° Les bains chauds administrés à une femme prise de métrorrhagie pendant le mois qui suit l'accouchement sont un bon moyen de faire cesser, ou tout au moins de modérer l'écoulement sanguin.

2° Ce traitement paraît être plus efficace dans la seconde phase de l'hémorrhagie qu'à son début.

3° On n'aura recours aux bains que dix jours au plus tôt après l'accouchement ; la température de l'eau sera d'environ 34°, et la durée de l'immersion variera de 20 minutes à une demi-heure. On peut revenir chaque jour à l'usage de ces bains tant que durera la perte.

4° Les bains chauds suspendent l'hémorrhagie en opérant un déplacement du sang, qui s'effectue des parties profondes vers la superficie du corps, et par là soulage la matrice congestionnée.

5° Le relâchement du réseau capillaire cutané, dû à l'intervention des nerfs vaso-moteurs, impressionnés directement, ou par l'intermédiaire du système nerveux central constitue le mécanisme au moyen duquel s'opère le déplacement de la masse sanguine et consécutivement l'arrêt de l'hémorrhagie. »

(1) Bulletin de thérapeutique, 1877.

3º *Moyens qui s'opposent à l'hémorrhagie en excitant*
directement la contractilité utérine.

Seigle ergoté.— Au premier rang des agents qui ont une
action spéciale sur la fibre musculaire utérine, se trouvent
l'ergot de seigle et ses diverses préparations. C'est le médicament le plus souvent employé pour combattre les métrorrhagies, quelle que soit leur cause et l'époque de leur production.

Le mode d'administration, le plus ordinaire, consiste à
faire prendre à l'intérieur le seigle ergoté sous forme de
poudre fraîche, divisée en paquets de 50 centigrammes.
La dose ordinaire est de deux à quatre paquets que l'on
donne de quart d'heure en quart d'heure dans un peu
d'eau sucrée.

Les inconvénients que présente parfois le seigle ergoté
administré par les voies digestives font que, depuis quelques années, on le remplace souvent par l'injection hypo-
dermique des diverses préparations dont il est la base.

C'est en 1870 que le Dʳ Hirschfed, d'Edimbourg (1), pu-
blia les résultats qu'il avait obtenus par les injections sous-
cutanées d'ergotine contre les hémorrhagies en général.
En 1872, Hildebrandt, professeur à Kœnisberg, essaya les
injections hypodermiques d'ergotine contre les tumeurs
fibreuses de l'utérus. En 1875, M. Terrier répéta en France
les essais d'Hildebrandt, avec un succès complet au point
de vue de l'hémorrhagie. Depuis cette époque, à la suite
des expérimentations cliniques qui furent faites dans un
grand nombre d'hôpitaux et de services d'accouchements

(1) British med. Journ., févr. 1870.

de Paris, les injections sous-cutanées d'ergotine sont réellement entrées dans la pratique française.

M. Constantin Paul, en communiquant à la Société de thérapeutique, le 10 octobre 1877, le résultat de 14 observations recueillies dans son service à Saint-Antoine, avec un succès remarquable, fit la comparaison des résultats obtenus par cette méthode, et de ceux de l'administration de l'ergot en poudre :

La poudre d'ergot amenait la suppression de l'hémorrhagie, mais après un espace de temps variant d'un quart d'heure à une demi-heure. L'injection sous-cutanée a amené la cessation de l'hémorrhagie en cinq minutes.

L'action de la poudre d'ergot est tardive et incertaine : ce n'était parfois qu'au quatrième gramme seulement que l'hémorrhagie s'arrêtait. L'action de l'injection est rapide et constante.

Après la poudre, les malades se plaignaient souvent de coliques et de vomissements, qui ont manqué avec l'injection.

De plus, on fait l'injection sans le consentement, et même sans la connaissance de la patiente ; on n'a pas à la remuer comme quand on lui administre la poudre d'ergot par la bouche.

Une dernière observation relative à la dose, faite très justement par Gubler; c'est qu'il est étonnant qu'une substance comme l'ergotine, dont l'action est douteuse à la dose de 4 grammes en potion, soit si active en injections sous-cutanées à dose 60 fois moindre. La raison en est probablement en ce que cette substance, qu'on suppose colloïde, est altérée par les sucs digestifs.

En résumé, les injections hypodermiques d'extrait d'ergot sont un merveilleux moyen de faire tolérer et d'agir vite (Peter) (1). Or, quand il s'agit d'une hémorrhagie, la question de temps est capitale, et l'hémostatique le plus rapide est assurément le meilleur.

La formule la plus généralement employée est la suivante :

> Ergotine de Bonjean....... 2 gr.
> Glycérine................. 15 —
> Eau distillée............. 15 —

On injecte une seringue, ou un gramme, de la solution et on pratique une seconde injection au besoin.

L'injection agissant d'autant mieux et d'autant plus vite qu'elle est faite dans le voisinage de l'utérus, on choisit de préférence la paroi abdominale antérieure, et la région hypogastrique.

Pour éviter autant que possible les accidents locaux que produisent parfois les injections sous-cutanées : hyperesthésie locale, douleurs, abcès, il faut prendre la précaution d'enfoncer l'aiguille profondément.

La solution d'ergotine de M. Yvon est un liquide transparent, bien clair, que l'on injecte sans véhicule. Un centimètre cube représente exactement un gramme d'ergot.

Enfin, ces deux extraits seraient moins actifs encore que l'ergotinine de M. Tanret, dont la solution s'injecte à la dose d'une demi-seringue seulement.

Le seigle ergoté étant le plus puissant des ocytociques, c'est à ses préparations qu'on s'adresse toujours. Cela nous dispensera de parler des médicaments dont l'action est moins énergique, comme le sulfate de quinine, la pilo-

---

(1) Peter. Clin. méd., t. II, p. 759.

carpine, ou même douteuse comme le colchique, la térébenthine, l'ipécacuanha, le haschich, etc...

Electricité. — L'électricité aurait souvent réussi à provoquer les contractions utérines, là où tous les autres moyens auraient échoué. Nous n'en dirons que peu de chose cependant ; car cette médication nous semble répondre peu à la première condition des moyens propres à combattre les hémorrhagies, celle d'être toujours sous la main. Le médecin appelé en toute hâte dans un cas pressant n'aura pas avec lui l'attirail nécessaire, et d'ailleurs les appareils portatifs se dérangent trop souvent au moment du besoin.

Ce moyen a cependant été vanté par Barnes, Badfort, Saint-Germain, Tripier, Apostoli. Ces deux derniers auteurs emploient même d'une manière générale, après tous les accouchements, la faradisation de l'utérus, comme moyen de favoriser l'involution utérine et de prévenir les accidents consécutifs.

Voir, pour plus de détails, la thèse de Tanguy, Paris, 1881.

4° Moyens topiques, arrêtant l'hémorrhagie par une action mécanique ou immédiate.

Compression de l'aorte. — Depuis longtemps conseillée par Ulsamer, Siebold, la compression de l'aorte a été employée en France, depuis que Baudelocque neveu l'a préconisée, en 1835. Chailly-Honoré, Cazeaux, lui ont dû des succès et l'ont vivement conseillée.

A ce moyen, on a objecté que les hémorrhagies graves étaient surtout veineuses ; que la compression de l'aorte

n'empêchait pas le sang de refluer de la veine cave inférieure dans les veines utérines, dépourvues de valvules
(Jacquemier), et que d'ailleurs le sang arriverait toujours
en plus grande abondance par les artères utéro-ovariennes,
qui naisssent de l'aorte au-dessus du point comprimé.
Mais ces objections théoriques ont dû tomber, en présence
des faits et des succès nombreux obtenus par cette méthode dans les hémorragies graves.

C'est, en effet, le moyen par excellence de suspendre les
hémorrhagies abondantes, en attendant que les moyens
curatifs, glace, ergot de seigle, etc., aient eu le temps
d'agir. Chailly (1) compare la méthode à « la main secou-
rable qui retient un homme au bord d'un précipice jusqu'à
ce que des secours plus efficaces lui soient portés. » Ses
avantages sont nombreux : très simple, d'une application
facile et prompte, n'offrant aucun danger ; elle est de plus
un excellent moyen de combattre la conséquence la plus
redoutable des hémorrhagies graves, l'*anémie rapide*, en
forçant le sang à refluer en plus grande quantité vers les
centres nerveux, pour y entretenir l'excitation nécessaire
au maintien de la respiration et de la circulation.

Voici quel en est le manuel opératoire :

Les cuisses et le tronc étant fléchis sur le bassin, on dé-
prime avec les quatre doigts d'une main la paroi abdominale antérieure immédiatement au-dessus de la matrice,
jusqu'à ce que l'on sente les pulsations de l'aorte du côté
gauche de la colonne vertébrale. La main restée libre peut
appuyer sur la première et l'aider dans sa compression,
car la fatigue musculaire arrive vite.

La compression du vaisseau peut être continuée pen-

(1) Chailly. Traité d'accouchement, p. 36.

dant une heure ou deux. Baudelocque dit l'avoir exercée quatre heures sans inconvénient (1).

Tamponnement.— L'objection que mérite le tampon employé contre les hémorrhagies primitives, ou contre celles qui dépendent de l'inertie utérine, de laisser le sang s'accumuler derrière lui, et de changer ainsi l'écoulement extérieur en hémorrhagie interne, n'existe pas dans le plus grand nombre des cas d'hémorrhagies secondaires. Les modifications de structure dont l'utérus est l'objet ne lui permettent plus de se laisser distendre : l'inertie secondaire est fort rare ; et par conséquent les contre-indications formelles à l'emploi du tampon exceptionnelles.

Le tamponnement fut imaginé, en 1776, par un ancien élève de Levret, Leroux, de Dijon. Il définit le tampon «une digue opposée à l'écoulement sanguin et formée par une matière molle»; ajoutez, par une matière molle susceptible de se tasser et de former ainsi une masse plus ou moins compacte (Guéniot) (2).

« A l'hôpital on emploie la charpie, ou la ouate; en ville et surtout à la campagne, ce qu'on a : mouchoirs fins et usés, vieux rideaux, étoupes, et la main, si on n'a pas autre chose. »

Le tamponnement se pratique ordinairement de la manière suivante : on prépare une dizaine de bourdonnets de charpie de la grosseur d'une noix, liés à leur partie moyenne par un long fil. La vessie et le rectum préalablement vidés, on place la femme transversalement sur le bord du lit, les cuisses maintenues écartées et soutenues par des aides. On

(1) Gros. Compression de l'aorte, in Bull. de thérap., 1875.
(2) Gazette obstétricale, 1872, p. 55.

introduit un spéculum univalve dans lequel on projette un ou deux verres d'eau froide pour détacher les caillots qui sont au fond du vagin. Avec une pince à pansements, on place les boulettes de charpie munies d'un fil, en commençant par l'orifice du col. On réunit les fils en un faisceau que l'on placera dans le pli de l'aine de la femme. Sur cette première couche on place de la charpie ou de la ouate tassée, en ayant bien soin de remplir le fond du vagin, de distendre tous ses replis, et de refouler ses parois en avant, en arrière et sur les côtés, contre le contour du bassin.

Quand le vagin a été bourré bien hermétiquement jusqu'à la vulve, on recouvre d'un épais gâteau de charpie. Une compresse et un bandage en T bien serré maintiennent le tout.

On a conseillé d'imprégner les premiers bourdonnets de charpie d'une solution de perchlorure de fer, ou d'eau vinaigrée. Depaul, redoutant avec raison l'action irritante du perchlorure de fer, n'emploie que du cérat; on peut se servir encore de vaseline, de cérat phéniqué, ou imbiber la charpie d'une solution phéniquée au 40° (Lucas-Championnière).

La quantité de charpie que peut contenir le vagin d'une femme, surtout d'une multipare, est incroyable : un plein chapeau, dit Pajot. Cette expression doit rappeler toujours que cette quantité est très supérieure à celle qu'on croirait au premier abord suffisante (Guéniot).

Tel est le tamponnement classique, qui suppose du temps, des aides, et de la force chez la malade. Il est ordinairement douloureux. On ne doit pas le laisser en place plus de douze heures.

Souvent, on fait avec la charpie ou ce que l'on a sous la main, une éponge, un linge fin que l'on imbibe de vinaigre un tampon plus petit, que l'on applique sans déranger la malade, sans s'aider du spéculum, et qui peut suffire pour arrêter l'hémorrhagie.

Quant aux tampons artificiels et préparés d'avance, sacs en caoutchouc rappelant les pessaires de Gariel, et disten_ dus par l'air ou par l'eau, ils n'agissent que comme excitants, car le sang fuse entre la paroi du vagin et leur surface lisse et polie.

Comme on se trouvera rarement en présence de cas d'hémorrhagies secondaires graves liées à l'inertie utérine, nous nous dispenserons de décrire le tamponnement intra-utérin, qu'on a pratiqué avec de la ouate ou de la charpie imbibée de perchlorure de fer, avec une vessie injectée d'eau froide ou d'air, ou avec le *double ballon hémostatique*, en caoutchouc, du Dr Chassagny, de Lyon (1).

Topiques intra-utérins ; injections intra-utérines. — L'idée de porter directement des médicaments dans la cavité utérine pour arrêter les hémorrhagies n'est pas bien nouvelle. Au temps d'Hippocrate, on y faisait pénétrer une grenade dépouillée de son écorce. De nos jours on a proposé l'emploi d'un citron (Evrat), ou d'une éponge imbibée de vinaigre (Desgrange), que l'on abandonne dans la cavité de l'utérus, après les avoir préalablement attachés avec un long fil. On n'emploie plus l'insufflation de poudres inertes ou légèrement astringentes, telles que le tannin, l'alun ; et on se sert aujourd'hui exclusivement des injections astringentes et coagulantes. On a proposé l'oxycrat, le vinaigre pur, l'eau-de-vie, le vin, l'eau salée froide, l'essence de térébenthine, les solutions d'acides nitrique, chlorhydrique, sulfurique, la solution d'ergotine.

(1) Arch. de tocologie, mai 1876.

Un médecin français ayant longtemps pratiqué à la Havane, Dupierris (1), a conseillé les injections intra-utérines de teinture d'iode étendue d'eau. Par ce moyen, il avait arrêté plusieurs fois des hémorrhagies puerpérales graves. Il employait une solution composée de :

Teinture d'iode..........	15 grammes.
Eau	30 —
Iodure de potassium.....	0,50 centigr.

Ce liquide, injecté dans l'utérus avec une seringue en cristal ou en argent pouvant contenir 50 grammes, terminée par une canule à bout olivaire, ou une sonde élastique de 16 centimètres, amène aussitôt la contraction de l'organe et l'arrêt de l'hémorrhagie.

M. Hervieux (2) fait usage de la solution de Piazza modifiée par Adrian :

Chlorure de sodium pur, 15 grammes ; solution de perchlorure de fer neutre à 30°, 25 grammes ; eau distillée, 60 grammes. Il injecte cette liqueur mélangée à l'eau à la dose d'un cinquième, avec une sonde à double courant.

Depuis Barnes, les sels de fer tiennent le premier rang parmi les substances habituellement injectées. Barnes fit connaître sa méthode en 1857 ; il l'a défendue dans toutes ses publications ultérieures (3) ; elle a été l'objet de nombreuses attaques, et discussions parfois très violentes, parmi ses compatriotes, en 1873 et 1874, aux sociétés ob-

(1) Dupierris. De l'efficacité des injections iodées dans la cavité de l'utérus pour arrêter les métrorrhagies qui suivent la délivrance. Paris, 1870.

(2) Hervieux. Loc. cit., p. 362.

(3) Barnes. Loc. cit., p. 443.

stétricales de Londres, de Dublin et d'Edimbourg. Pour lui, le perchloruré de fer agit de plusieurs façons : 1° il coagule directement le sang dans les vaisseaux de l'utérus ; 2° il agit comme un astringent puissant sur la surface interne de la muqueuse, et resserre les ouvertures vasculaires ; 3° il provoque souvent une contraction de la tunique musculaire.

Tous les accoucheurs qui ont pratiqué les injections ferriques sont d'accord sur un point : l'arrêt presque instantané de l'hémorrhagie. Le perchlorure de fer est la seule ressource dans les cas désespérés.

Quant aux accidents qui ont suivi parfois l'injection, même entre les mains de Barnes, ce sont : la mort subite par choc, le passage du liquide par les trompes dans le péritoine, l'introduction de l'air dans le système circulatoire, que l'on peut imputer à l'injection ; les thromboses trop étendues, la phlébite, l'embolie, la péritonite, plus fréquentes chez les femmes qui ont eu de fortes hémorrhagies. On peut donc, dans les cas graves, attribuer les accidents à d'autres causes qu'au perchlorure de fer.

Bien que le perchlorure de fer en injections intra-utérines soit un moyen dangereux, on ne doit pas cependant hésiter à l'employer en dernier ressort dans les cas heureusement fort rares où tous les autres moyens ont échoué. Notre premier devoir est de sauver la vie de la femme, sauf à lutter plus tard contre les accidents ultérieurs, s'il s'en produit. Comme le dit si bien Barnes, on a à choisir entre un bien assuré, acheté au prix d'un danger possible, et un mal certain, qui se terminera fatalement par la mort. Dans ces conditions, on n'a pas le droit de refuser à la femme le bénéfice de la dernière ressource qui lui reste.

La solution employée par Barnes renferme une partie

de liqueur de perchlorure de fer, pour trois parties d'eau.
Cette solution, comme celle d'Atthill (1 pour 2 d'eau), ont
paru trop concentrées ; en Allemagne, on a réussi à arrêter bon nombre d'hémorrhagies, surtout secondaires, par
l'injection d'une solution beaucoup plus faible (une cuil-
lerée par demi-litre d'eau) (1).

Barnes conseille d'injecter un décilitre environ de solution ferrique, à la température de 27°.

Voici les précautions à prendre pour se mettre autant
que possible à l'abri de tout danger (2) :

Toutes les manœuvres nécessaires seront faites avec
la plus grande douceur. Un courant d'eau à 40° sera
d'abord poussé lentement dans l'utérus pour le débarrasser du sang et des caillots. Cela fait, l'utérus étant bien
comprimé à travers la paroi abdominale par un aide, la
seringue bien vidée de tout l'air qu'elle peut contenir, on
glisse la canule doucement en la guidant avec deux doigts,
dans la cavité du col, puis dans le corps de l'utérus. On
pousse l'injection avec lenteur, en s'assurant que le liquide
introduit s'échappe facilement à travers le col. On maintient ensuite une compression ferme sur le fond de l'utérus
au moyen d'un bandage, et on fait une injection sous-
cutanée d'ergotine. L'usage du seigle ergoté est continué
pendant quinze jours ; la malade est alimentée avec le plus
grand soin. On nettoie la cavité utérine une ou deux fois
par jour, avec un demi-litre d'eau phéniquée.

Si l'on fait usage d'une solution de perchlorure de fer
trop concentrée, il faut protéger les parois du vagin.

(1) Munthe. Loc. cit., p. 48.
(2) Barnes. Sur le traitement de l'hémorrhagie après l'accouchement.
Mémoire lu au Congrès méd. de Londres, 1881, in Ann. de gynécologie,
décembre 1881.

C'est dans le but d'éviter la cautérisation des parois vaginales qu'on a conseillé de porter la solution ferrique dans la cavité utérine avec un bourdonnet de charpie, ou une éponge fixée à une baleine.

Pour obvier à ce danger en même temps qu'à celui du passage d'un liquide à travers les trompes, Wynn Wiliams a porté dans la cavité utérine le perchlorure de fer à l'état solide. On a conseillé aussi les cautérisations avec le nitrate d'argent abandonné à demeure dans la cavité de l'utérus.

C. TRAITEMENT CONSÉCUTIF OU RESTAURATEUR.

L'hémorrhagie arrêtée, le médecin doit en prévenir le retour, et conjurer une des conséquences immédiates de l'hémorrhagie qui peut être fatale pour la femme, si la perte a été abondante, l'*anémie*.

Même dans les cas légers il ne faut jamais s'éloigner avant que le pouls soit bon, et la peau chaude.

Lorsque la malade a beaucoup perdu, la peau est froide et livide, le pouls intermittent, petit, à peine perceptible ; des vertiges, des tintements d'oreilles, des syncopes fréquentes indiquent l'anémie profonde des centres nerveux.

La malade sera maintenue dans une situation bien horizontale, ou même avec la tête plus basse que le bassin. On enlèvera tous les linges froids et humides ; une serviette propre sera placée sous les parties génitales pour avertir du moindre écoulement de sang. Tous les soins nécessaires seront donnés sans déranger la malade ; on prescrira le repos le plus complet et le silence autour de la patiente.

Pélaprat.

7

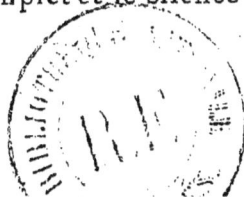

Ici, ce n'est plus le cas de laisser les fenêtres ouvertes et d'appeler de l'air frais. Il faut distinguer, en effet, entre le traitement de l'hémorrhagie, et le traitement ultérieur. L'hémorrhagie arrêtée, il faut à tout prix rétablir la circulation et mettre l'organisme en état de résister à la déperdition qu'il vient de subir. En prolongeant l'action du froid, on court le risque de plonger la malade dans le collapsus : il faut lui rendre de la chaleur.

M. Budin (Cours de la faculté de médecine, 1882) rappelle à ce propos les intéressantes expériences de M. Laborde.

Des cobayes, saignés à blanc, sont laissés sur le carreau du laboratoire pendant l'hiver. Le lendemain, tous ceux qui se sont rencontrés auprès de la porte sont trouvés morts. Ceux, au contraire, qui étaient dans le voisinage du foyer, et qui n'ont pas eu à lutter contre le refroidissement, ont survécu.

On entourera donc la femme, épuisée par une hémorrhagie grave, de bouteilles d'eau chaude ; au moins on l'enveloppera de linges chauds et secs ; on frictionnera doucement les mains et les pieds. On soutiendra, on stimulera la malade par des cordiaux, et les meilleurs de tous sont les alcooliques, et les alcooliques chauds. Le vin chaud, le punch, le thé au rhum sont excellents. On emploiera les vins d'Espagne, de Bourgogne, de Bordeaux, les diverses eaux-de-vie, le champagne.

Mais ici, il faut agir avec précaution ; l'estomac est faible, paralysé ; son pouvoir d'absorption est très affaibli. On donnera ces breuvages par très petites quantités à la fois, par cuillerées ou verres à liqueurs. Trop de liquide surchargerait l'estomac qui le vomirait. S'il survenait des nausées ou des vomissements, il faudrait varier le liquide, ou même y ajouter de la glace pour le faire supporter.

En administrant ainsi les alcooliques par petites doses, toutes les cinq minutes, on arrivera à faire absorber des quantités incroyables, un demi-litre, un litre d'eau-de-vie, sans que la femme présente le moindre signe d'ivresse.

Pour combattre la syncope, et rendre un peu de sang à la circulation cérébrale, les Anglais donnent l'*opium*, sous forme de laudanum de Sydenham, à la dose de 20 ou 30 gouttes toutes les deux ou trois heures (1).

Si la malade tombe dans le collapsus, il faut recourir aux excitants qui stimulent rapidement l'énergie cardiaque. Il n'en est pas de meilleur que les injections hypodermiques d'éther, préconisées récemment par Hecker (2), Macan (3) et en France par Chantreuil (4).

Elles déterminent une douleur vive et une excitation rapide ; mais leur effet est passager. Au bout de dix à quinze minutes, les syncopes reviennent, et il faut recourir de nouveau à l'injection. On a injecté ainsi jusqu'à 8, 10 et même 16 grammes d'éther sulfurique dans les vingt-quatre heures.

Le danger, dans les cas graves, est, nous l'avons dit, dans l'anémie cérébrale. On pourra diminuer, ou même faire disparaître les symptômes de collapsus, si l'on fait arriver le sang en plus grande quantité au cerveau. C'est alors que la compression de l'aorte, continuée après l'arrêt de l'hémorrhagie, peut rendre des services (5).

Dans le même but, et pour rendre un peu de sang aux centres nerveux anémiés, on a utilisé la méthode d'Es-

(1) Barnes. Loc. cit., p. 453.
(2) Bair. arzl. int., 1873, n° 22.
(3) The obstetr. Journ., juillet 1876.
(4) Courrier médical, n° 9, 1878.
(5) Cazeaux. Traité d'accouch., 9e édit., p. 925.

march. Muller (1) et Winckel (2) ont relaté des succès remarquables qu'ils ont dus à cette méthode, à la suite d'hémorrhagies post–puerpérales graves; elle a été employée
sur une des malades dont nous donnons l'observation
(obs. X). On se sert de deux bandes élastiques roulées autour des deux membres inférieurs en commençant aux
extrémités des doigts et en remontant vers la racine. On
voit ainsi des femmes, présentant tous les symptômes de
l'anémie la plus profonde, renaître peu à peu à la vie et,
pour ainsi dire, à chaque tour de bande.

Sur les membres inférieurs on peut laisser les bandes en
place pendant douze heures, en les levant alternativement
de temps en temps. Si l'on en place sur les membres supérieurs, on les laisse seulement de six à huit heures.

Enfin, dans les cas extrêmes, on a pour dernière ressource la *transfusion du sang*. Cette opération, si facile à
comprendre, si simple en théorie, l'est malheureusement
beaucoup moins à réaliser en pratique. Nombre d'accoucheurs gardent encore des doutes sur la valeur pratique
de la transfusion, et se demandent, si dans les cas heu-
reux, la femme n'aurait pas pu être ranimée autrement.

La difficulté est, en effet, de pouvoir déterminer le moment où la situation est réellement désespérée. D'après
P. Bert, c'est le moment où apparaissent les convulsions.
C'est avec ce point de départ que M. Hayem a fait des expériences pour étudier les résultats de la transfusion.

Il a montré qu'avec la transfusion du sang défibriné, on
obtient de véritables résurrections, mais qui ne durent pas
au delà de douze à quinze heures. C'est avec le sang non
défibriné seulement que les résultats ont été définitifs.

(1) Wien. m. Pr., 1874, p. 169.
(2) Congrès médical de Londres, 1881.

La source du sang qu'on injecte a aussi son importance. Hayem a établi que, si l'on veut obtenir un résultat durable, il faut injecter du sang de même nature, c'est-à-dire provenant de la même espèce animale, du sang de chien pour un chien, du sang de lapin pour un lapin, et, par conséquent, du sang humain pour l'espèce humaine. Mais on arrive parfois trop tard, même dans un laboratoire, où l'on a sous la main le sang et les appareils. Que sera-ce donc dans la pratique, où un temps précieux sera toujours perdu pour courir à la recherche des instruments, de l'opérateur, et en préparatifs nécessaires! On se rappellera cependant les résultats assez encourageants que la transfusion a donnés dans ces dernières années, pour faire appel, lorsqu'on le pourra, à cette ultime ressource (1).

Les dangers immédiats et prochains de l'hémorrhagie conjurés, on devra combattre l'anémie générale qui en est la suite par une alimentation tonique et réparatrice, le vin, le lait. On donnera les amers et les ferrugineux, dès que l'estomac pourra les supporter; et on conseillera le séjour à la campagne ou au bord de la mer.

(1) Nous avons appris les détails qui précèdent, sur la transfusion, dans les remarquables leçons orales faites par M. Budin à la Faculté de médecine, pendant le trimestre d'hiver 1881-82.

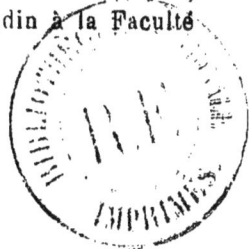

Paris. — A. PARENT, imp. de la Fac. de médec., rue M.-le-Prince, 31.
A. DAVY, successeur.

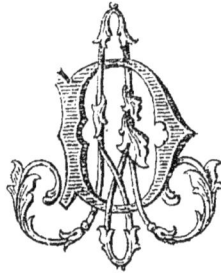

www.ingramcontent.com/pod-product-compliance
Lightning Source LLC
Chambersburg PA
CBHW071518200326
41519CB00019B/5976